CETO PARA MAIS DE 60

AS RECEITAS MAIS DELICIOSAS PARA PERDER PESO
RÁPIDO E FÁCIL

IRIS MELO

Índice

Bolas de espinafre simples 9
Molho de espinafre com alho 11
Aperitivo de Cogumelos 13
Palitos de Pão Simples 15
Almôndegas italianas 17
Asas de Parmesão 19
Palitos de queijo 21
Deliciosos palitos de brócolis 23
Delícia de Bacon 25
Tacos 27
Rolinhos de ovo de galinha saborosos 29
Batata frita com queijo Halloumi 31
Batatas Fritas Jalapeño 32
Deliciosas xícaras de pepino 34
Salada de caviar 36
Kebabs marinados 38
Rolinhos de Abobrinha Simples 40
Biscoitos Verdes Simples 42
Terrina de queijo e pesto 44
molho de abacate 46
Chips de Ovos Saborosos 48
Chips de Chili Limão 50
molho de alcachofra 52
Receitas cetogênicas de peixes e frutos do mar 54
Torta de Peixe Especial 55
Saboroso Peixe Assado 59
Tilápia incrível 61
Truta incrível e molho especial 63
Maravilhoso molho de truta e ghee 65
Salmão Assado 67
Deliciosas almôndegas de salmão 69
Salmão com molho de alcaparras 72
Ostras grelhadas simples 74
Alabote assado 76

Salmão em crosta 78
Salmão Creme Azedo 80
Salmão grelhado 82
Saborosos bolos de atum 84
Bacalhau Muito Saboroso 86
Saboroso robalo com alcaparras 88
Bacalhau com Rúcula 90
Alabote assado e legumes 92
Caril de Peixe Saboroso 94
Camarão Delicioso 96
Barramundi Assado 98
camarão de coco 100
Salada de camarão e macarrão 102
Mahi Mahi assado e salsa 104
Camarão Picante 106
Salada de Peito de Pato 108
Torta de peru 110
Sopa de Peru 113
Delícia de peru assado 115
Delicioso pimentão de peru 117
Curry de peru e tomate 119
Salada de peru e cranberry 121
Peito de Frango Recheado 123
Molho de Frango e Mostarda 125
Delicioso Frango Salsa 127
Delicioso frango italiano 129
Caçarola de Frango 131
Pimentões recheados com frango 134
Frango Cremoso 136
Caçarola de frango diferente 138
Sopa de frango cremoso 140
Crepes de frango incríveis 142
Prato de frango inacreditável 146
Delicioso frango empanado 148
Frango Queijo 150
Galinha laranja 152

Torta de frango 154
enrolado de frango e bacon 157
Asas de frango tão deliciosas 159
Frango ao molho cremoso 161
Delicioso frango 163
Saboroso molho de frango e creme de leite 165
Strogonoff de frango saboroso 167
Gumbo de frango saboroso 169
Coxas de frango macias 171
Saboroso frango em crosta 173
Assado de frango com calabresa 175
Frango frito 177
Calzone de Frango 179
Sopa de galinha mexicana 181
Frango com espinafre e alcachofra 185
Carne de Frango 187
Delicioso frango inteiro 189
Molho de Frango e Cebolinha 191
Cogumelos recheados com frango 193
Abacate recheado com frango 195
Delicioso frango balsâmico 197
Macarrão de frango 199
Frango Grelhado Amendoim 202
Ensopado de Frango Simples 204
Ensopado de frango e legumes 206
Sopa de Acelga 208
Sopa especial de acelga 210
Creme de Tomate Assado 212
Sopa de berinjela 214
Ensopado de berinjela 216
Sopa de pimentão assado 218
Sopa de repolho deliciosa .. **Errore. Il segnalibro non è definito.**
Receitas de sobremesas cetogênicas ...... **Errore. Il segnalibro non è definito.**
Trufas de Chocolate .... **Errore. Il segnalibro non è definito.**

Bolas de espinafre simples

Este é um aperitivo de festa ceto muito saboroso!

Tempo de preparo: 10 minutos
Tempo de cozimento: 12 minutos
Porções: 30

Ingredientes:

- 4 colheres de sopa de ghee derretido
- 2 ovos
- 1 xícara de farinha de amêndoa
- 16 onças de espinafre
- 1/3 xícara de queijo feta, desintegrado
- ¼ colher de chá de noz-moscada, moída
- 1/3 xícara de parmesão ralado
- Sal e pimenta preta a gosto
- 1 colher de sopa de cebola em pó
- 3 colheres de creme de leite
- 1 colher de chá de alho em pó

Instruções:

1. No liquidificador, misture o espinafre com ghee, ovos, farinha de amêndoa, queijo feta, parmesão, noz-

moscada, creme de leite, sal, pimenta, cebola e alho e misture muito bem.
2. Transfira para uma tigela e leve ao freezer por 10 minutos
3. Forme 30 bolas de espinafre, disponha em uma assadeira forrada, introduza no forno a 350 graus F e asse por 12 minutos.
4. Deixe as bolas de espinafre esfriarem e sirva como aperitivo de festa.

Apreciar!

Nutrição:calorias 60, gordura 5, fibra 1, carboidratos 0,7, proteína 2

Molho de espinafre com alho

Este aperitivo ceto fará você amar ainda mais o espinafre!

Tempo de preparo: 10 minutos
Tempo de cozimento: 35 minutos
Porções: 6

Ingredientes:

- 6 fatias de bacon
- 5 onças de espinafre
- ½ xícara de creme de leite
- 8 onças de queijo creme, macio
- 1 e ½ colheres de sopa de salsa picada
- 2,5 onças de parmesão, ralado
- 1 colher de sopa de suco de limão
- Sal e pimenta preta a gosto
- 1 colher de sopa de alho, picado

Instruções:

1. Aqueça uma panela em fogo médio, adicione o bacon, cozinhe até ficar crocante, transfira para papel toalha, escorra a gordura, esfarele e deixe de lado em uma tigela.

2. Aqueça a mesma panela com a gordura do bacon em fogo médio, adicione o espinafre, mexa, cozinhe por 2 minutos e transfira para uma tigela.
3. Em outra tigela, misture o cream cheese com o alho, sal, pimenta, creme de leite e salsinha e mexa bem.
4. Adicione o bacon e mexa novamente.
5. Adicione o suco de limão e o espinafre e mexa tudo.
6. Adicione o parmesão e mexa novamente.
7. Divida isso em ramequins, introduza no forno a 350 graus fe asse por 25 minutos.
8. Ligue o forno para gratinar e grelhe por mais 4 minutos.
9. Sirva com biscoitos.

Apreciar!

Nutrição: calorias 345, gordura 12, fibra 3, carboidratos 6, proteína 11

Aperitivo de Cogumelos

Estes cogumelos são tão gostosos!

Tempo de preparo: 10 minutos
Tempo de cozimento: 20 minutos
Porções: 5

Ingredientes:

- ¼ xícara de maionese
- 1 colher de chá de alho em pó
- 1 cebola amarela pequena, picada
- 24 onças tampas de cogumelos brancos
- Sal e pimenta preta a gosto
- 1 colher de chá de curry em pó
- 4 onças de queijo creme, macio
- ¼ xícara de creme de leite
- ½ xícara de queijo mexicano, ralado
- 1 xícara de camarão, cozido, descascado, limpo e picado

Instruções:

1. Em uma tigela, misture a maionese com alho em pó, cebola, curry em pó, cream cheese, sour cream, queijo

mexicano, camarão, sal e pimenta a gosto e misture bem.
2. Recheie os cogumelos com esta mistura, coloque em uma assadeira e cozinhe no forno a 350 graus F por 20 minutos.
3. Disponha em uma travessa e sirva.

Apreciar!

Nutrição: calorias 244, gordura 20, fibra 3, carboidratos 7, proteína 14

Palitos de Pão Simples

Você só precisa dar uma chance a esse incrível lanche keto!

Tempo de preparo: 10 minutos
Tempo de cozimento: 15 minutos
Porções: 24

Ingredientes:

- 3 colheres de sopa de cream cheese, macio
- 1 colher de sopa de psyllium em pó
- ¾ xícara de farinha de amêndoas
- 2 xícaras de queijo mussarela derretido por 30 segundos no micro-ondas
- 1 colher de chá de fermento em pó
- 1 ovo
- 2 colheres de sopa de tempero italiano
- Sal e pimenta preta a gosto
- 3 onças de queijo cheddar, ralado
- 1 colher de chá de cebola em pó

Instruções:

1. Em uma tigela, misture o pó de psyllium com a farinha de amêndoa, o fermento, o sal e a pimenta e bata.

2. Adicione o cream cheese, a mussarela derretida e o ovo e mexa com as mãos até obter uma massa.
3. Espalhe em uma assadeira e corte em 24 palitos.
4. Polvilhe cebola em pó e tempero italiano sobre eles.
5. Cubra com queijo cheddar, introduza no forno a 350 graus F e asse por 15 minutos.
6. Sirva-os como um lanche ceto!

Apreciar!

Nutrição:calorias 245, gordura 12, fibra 5, carboidratos 3, proteína 14

Almôndegas italianas

Este aperitivo de estilo italiano é 100% ceto!

Tempo de preparo: 10 minutos
Tempo de cozimento: 6 minutos
Porções: 16

Ingredientes:

- 1 ovo
- Sal e pimenta preta a gosto
- ¼ xícara de farinha de amêndoa
- 1 libra de carne de peru, moída
- ½ colher de chá de alho em pó
- 2 colheres de sopa de tomate seco, picado
- ½ xícara de queijo mussarela ralado
- 2 colheres de azeite
- 2 colheres de manjericão, picado

Instruções:

1. Em uma tigela, misture o peru com sal, pimenta, ovo, farinha de amêndoa, alho em pó, tomate seco, mussarela e manjericão e mexa bem.

2. Forme 12 almôndegas, aqueça uma panela com o azeite em fogo médio, solte as almôndegas e frite-as por 2 minutos de cada lado.
3. Disponha em uma travessa e sirva.

Apreciar!

Nutrição: calorias 80, gordura 6, fibra 3, carboidratos 5, proteína 7

Asas de Parmesão

Estes serão apreciados por toda a sua família!

Tempo de preparo: 10 minutos
Tempo de cozimento: 24 minutos
Porções: 6

Ingredientes:

- 6 libras de asas de frango, cortadas ao meio
- Sal e pimenta preta a gosto
- ½ colher de chá de tempero italiano
- 2 colheres de ghee
- ½ xícara de queijo parmesão ralado
- Uma pitada de flocos de pimenta vermelha, esmagados
- 1 colher de chá de alho em pó
- 1 ovo

Instruções:

1. Arrume as asas de frango em uma assadeira forrada, introduza no forno a 425 graus F e asse por 17 minutos.

2. Enquanto isso, no liquidificador, misture o ghee com o queijo, o ovo, o sal, a pimenta, os flocos de pimenta, o alho em pó e o tempero italiano e misture muito bem.
3. Retire as asas de frango do forno, vire-as, ligue o forno para gratinar e grelhe-as por mais 5 minutos.
4. Retire os pedaços de frango do forno novamente, despeje o molho sobre eles, misture bem e grelhe por mais 1 minuto.
5. Sirva-os como um aperitivo ceto rápido.

Apreciar!

Nutrição: calorias 134, gordura 8, fibra 1, carboidratos 0,5, proteína 14

Palitos de queijo

Este aperitivo keto simplesmente derreterá na sua boca!

Tempo de preparação: 1 hora e 10 minutos
Tempo de cozimento: 20 minutos
Porções: 16

Ingredientes:

- 2 ovos, batidos
- Sal e pimenta preta a gosto
- 8 fios de queijo mussarela, cortados ao meio
- 1 xícara de parmesão, ralado
- 1 colher de sopa de tempero italiano
- ½ xícara de azeite
- 1 dente de alho, picado

Instruções:

1. Em uma tigela, misture o parmesão com sal, pimenta, tempero italiano e alho e mexa bem.
2. Coloque os ovos batidos em outra tigela.
3. Mergulhe os palitos de mussarela na mistura de ovos e depois na mistura de queijo.

4. Mergulhe-os novamente no ovo e na mistura de parmesão e mantenha-os no freezer por 1 hora.
5. Aqueça uma frigideira com o azeite em fogo médio, acrescente os palitos de queijo, frite-os até ficarem dourados de um lado, vire e cozinhe da mesma forma do outro lado.
6. Disponha-os em uma travessa e sirva.

Apreciar!

Nutrição: calorias 140, gordura 5, fibra 1, carboidratos 3, proteína 4

Deliciosos palitos de brócolis

Você deve convidar todos os seus amigos para provar este aperitivo ceto!

Tempo de preparo: 10 minutos
Tempo de cozimento: 20 minutos
Porções: 20

Ingredientes:

- 1 ovo
- 2 xícaras de floretes de brócolis
- 1/3 xícara de queijo cheddar ralado
- ¼ xícara de cebola amarela, picada
- 1/3 xícara de farinha de rosca panko
- 1/3 xícara de farinha de rosca italiana
- 2 colheres de salsa, picada
- Um fio de azeite
- Sal e pimenta preta a gosto

Instruções:

1. Aqueça uma panela com água em fogo médio, adicione o brócolis, cozinhe no vapor por 1 minuto, escorra, pique e coloque em uma tigela.

2. Adicione o ovo, o queijo cheddar, o panko e a farinha de rosca italiana, sal, pimenta e salsinha e mexa tudo bem.
3. Com as mãos, modele os palitos dessa mistura e coloque-os em uma assadeira untada com um pouco de azeite.
4. Introduzir no forno a 400 graus F e asse por 20 minutos.
5. Disponha em uma travessa e sirva.

Apreciar!

Nutrição: calorias 100, gordura 4, fibra 2, carboidratos 7, proteína 7

Delícia de Bacon

Não tenha medo de experimentar este lanche ceto especial e muito saboroso!

Tempo de preparo: 15 minutos
Tempo de cozimento: 1 hora e 20 minutos
Porções: 16

Ingredientes:

- ½ colher de chá de canela em pó
- 2 colheres de eritritol
- 16 fatias de bacon
- 1 colher de óleo de coco
- 3 onças de chocolate amargo
- 1 colher de chá de extrato de bordo

Instruções:

1. Em uma tigela, misture a canela com o eritritol e mexa.
2. Arrume as fatias de bacon em uma assadeira forrada e polvilhe a mistura de canela sobre elas.
3. Vire as fatias de bacon e polvilhe a mistura de canela sobre elas novamente.
4. Introduzir no forno a 275 graus F e asse por 1 hora.

5. Aqueça uma panela com o óleo em fogo médio, adicione o chocolate e mexa até derreter.
6. Adicione o extrato de bordo, mexa, desligue o fogo e deixe esfriar um pouco.
7. Retire as tiras de bacon do forno, deixe-as arrefecer, mergulhe-as na mistura de chocolate, coloque-as sobre um papel vegetal e deixe arrefecer completamente.
8. Sirva frio.

Apreciar!

Nutrição: calorias 150, gordura 4, fibra 0,4, carboidratos 1,1, proteína 3

Tacos

Esses copos de taco são o aperitivo de festa perfeito!

Tempo de preparo: 10 minutos
Tempo de cozimento: 40 minutos
Porções: 30

Ingredientes:

- 1 libra de carne bovina, moída
- 2 xícaras de queijo cheddar ralado
- ¼ xícara de água
- Sal e pimenta preta a gosto
- 2 colheres de cominho
- 2 colheres de sopa de pimenta em pó
- Pico de gallo para servir

Instruções:

1. Divida uma colher de parmesão em uma assadeira forrada, introduza no forno a 350 graus F e asse por 7 minutos.
2. Deixe o queijo esfriar por 1 minuto, transfira-os para forminhas de mini cupcakes e molde-as em forminhas.

3. Enquanto isso, aqueça uma panela em fogo médio, adicione a carne, mexa e cozinhe até dourar.
4. Adicione a água, sal, pimenta, cominho e pimenta em pó, mexa e cozinhe por mais 5 minutos.
5. Divida em taças de queijo, cubra com pico de gallo, transfira tudo para uma travessa e sirva.

Apreciar!

Nutrição: calorias 140, gordura 6, fibra 0, carboidratos 6, proteína 15

Rolinhos de ovo de galinha saborosos

Estes são apenas o que você precisa! É o melhor aperitivo de festa ceto!

Tempo de preparação: 2 horas e 10 minutos
Tempo de cozimento: 15 minutos
Porções: 12

Ingredientes:

- 4 onças de queijo azul
- 2 xícaras de frango cozido e picado
- Sal e pimenta preta a gosto
- 2 cebolinhas verdes, picadas
- 2 talos de aipo, finamente picados
- ½ xícara de molho de tomate
- ½ colher de chá de eritritol
- 12 embalagens de rolinho de ovo
- Óleo vegetal

Instruções:

1. Em uma tigela, misture a carne de frango com queijo azul, sal, pimenta, cebolinha, aipo, molho de tomate e adoçante, mexa bem e leve à geladeira por 2 horas.

2. Coloque os invólucros de ovos em uma superfície de trabalho, divida a mistura de frango sobre eles, enrole e feche as bordas.
3. Aqueça uma panela com óleo vegetal em fogo médio alto, adicione os rolinhos de ovo, cozinhe até ficarem dourados, vire e cozinhe do outro lado também.
4. Disponha em uma travessa e sirva-os.

Apreciar!

Nutrição: calorias 220, gordura 7, fibra 2, carboidratos 6, proteína 10

Batata frita com queijo Halloumi

Estes são tão crocantes e deliciosos!

Tempo de preparo: 10 minutos
Tempo de cozimento: 5 minutos
Porções: 4

Ingredientes:
- 1 xícara de molho marinara
- 8 onças de queijo halloumi, seco e fatiado em batatas fritas
- 2 onças de sebo

Instruções:
1. Aqueça uma panela com o sebo em fogo médio alto.
2. Adicione os pedaços de halloumi, tampe, cozinhe por 2 minutos de cada lado e transfira para papel toalha.
3. Escorra o excesso de gordura, transfira-os para uma tigela e sirva com molho marinara ao lado.

Apreciar!

Nutrição: calorias 200, gordura 16, fibra 1, carboidratos 1, proteína 13

Batatas Fritas Jalapeño

Estes são tão fáceis de fazer em casa!

Tempo de preparo: 10 minutos
Tempo de cozimento: 25 minutos
Porções: 20

Ingredientes:

- 3 colheres de azeite
- 5 jalapenos, fatiados
- 8 onças de queijo parmesão ralado
- ½ colher de chá de cebola em pó
- Sal e pimenta preta a gosto
- Molho Tabasco para servir

Instruções:

1. Em uma tigela, misture as fatias de jalapeno com sal, pimenta, óleo e cebola em pó, misture e espalhe em uma assadeira forrada.
2. Introduzir no forno a 450 graus F e asse por 15 minutos.
3. Retire as fatias de jalapeno do forno, deixe-as esfriar.

4. Em uma tigela, misture as fatias de pimenta com o queijo e pressione bem.
5. Disponha todas as fatias em outra assadeira forrada, introduza novamente no forno e asse por mais 10 minutos.
6. Deixe os jalapenos esfriarem, disponha em um prato e sirva com molho Tabasco ao lado.

Apreciar!

Nutrição:calorias 50, gordura 3, fibra 0,1, carboidratos 0,3, proteína 2

Deliciosas xícaras de pepino

Prepare-se para saborear algo realmente elegante e delicioso!

Tempo de preparo: 10 minutos
Tempo de cozimento: 0 minutos
Porções: 24

Ingredientes:

- 2 pepinos, descascados, cortados em fatias de ¾ de polegada e algumas das sementes retiradas
- ½ xícara de creme de leite
- Sal e pimenta branca a gosto
- 6 onças de salmão defumado, em flocos
- 1/3 xícara de coentro, picado
- 2 colheres de chá de suco de limão
- 1 colher de sopa de raspas de lima
- Uma pitada de pimenta caiena

Instruções:

1. Em uma tigela misture o salmão com sal, pimenta, pimenta de Caiena, creme de leite, suco de limão e raspas e coentro e mexa bem.

2. Encha cada xícara de pepino com esta mistura de salmão, arrume em uma travessa e sirva como aperitivo ceto.

Apreciar!

Nutrição: calorias 30, gordura 11, fibra 1, carboidratos 1, proteína 2

Salada de caviar

Isso é tão elegante! É tão delicioso e sofisticado!

Tempo de preparo: 6 minutos
Tempo de cozimento: 0 minutos
Porções: 16

Ingredientes:

- 8 ovos, cozidos, descascados e amassados com um garfo
- 4 onças de caviar preto
- 4 onças de caviar vermelho
- Sal e pimenta preta a gosto
- 1 cebola amarela, finamente picada
- ¾ xícara de maionese
- Algumas fatias de baguete torradas para servir

Instruções:

1. Em uma tigela, misture os ovos amassados com maionese, sal, pimenta e cebola e mexa bem.
2. Espalhe a salada de ovos em fatias de baguete tostadas e cubra cada uma com caviar.

Apreciar!

Nutrição:calorias 122, gordura 8, fibra 1, carboidratos 4, proteína 7

Kebabs marinados

Este é o aperitivo perfeito para um churrasco de verão!

Tempo de preparo: 20 minutos
Tempo de cozimento: 10 minutos
Porções: 6

Ingredientes:

- 1 pimentão vermelho, cortado em pedaços
- 1 pimentão verde, cortado em pedaços
- 1 pimentão laranja, cortado em pedaços
- 2 quilos de bife do lombo, cortado em cubos médios
- 4 dentes de alho, picados
- 1 cebola roxa, cortada em pedaços
- Sal e pimenta preta a gosto
- 2 colheres de mostarda Dijon
- 2 e ½ colheres de sopa de molho inglês
- ¼ xícara de molho de tamari
- ¼ xícara de suco de limão
- ½ xícara de azeite

Instruções:

1. Em uma tigela, misture o molho inglês com sal, pimenta, alho, mostarda, tamari, suco de limão e óleo e bata muito bem.
2. Adicione a carne, pimentão e pedaços de cebola a esta mistura, misture e deixe de lado por alguns minutos.
3. Arrume o pimentão, os cubos de carne e os pedaços de cebola em espetos alternando as cores, coloque-os na grelha pré-aquecida em fogo médio, cozinhe por 5 minutos de cada lado, transfira para uma travessa e sirva como aperitivo de verão.

Apreciar!

Nutrição:calorias 246, gordura 12, fibra 1, carboidratos 4, proteína 26

Rolinhos de Abobrinha Simples

Você tem que experimentar este aperitivo simples e muito saboroso o mais rápido possível!

Tempo de preparo: 10 minutos
Tempo de cozimento: 5 minutos
Porções: 24

Ingredientes:

- 2 colheres de azeite
- 3 abobrinhas, em fatias finas
- 24 folhas de manjericão
- 2 colheres de hortelã, picada
- 1 e 1/3 xícara de ricota
- Sal e pimenta preta a gosto
- ¼ xícara de manjericão, picado
- Molho de tomate para servir

Instruções:

1. Pincele as fatias de abobrinha com o azeite, tempere com sal e pimenta dos dois lados, coloque-as na grelha pré-aquecida em fogo médio, cozinhe por 2 minutos, vire e cozinhe por mais 2 minutos.

2. Coloque as fatias de abobrinha em um prato e deixe de lado por enquanto.
3. Em uma tigela, misture a ricota com o manjericão picado, a hortelã, o sal e a pimenta e mexa bem.
4. Espalhe sobre as fatias de abobrinha, divida também as folhas inteiras de manjericão, enrole e sirva como aperitivo com um pouco de molho de tomate ao lado.

Apreciar!

Nutrição: calorias 40, gordura 3, fibra 0,3, carboidratos 1, proteína 2

Biscoitos Verdes Simples

Estes são muito divertidos de fazer e têm um sabor incrível!

Tempo de preparo: 10 minutos
Tempo de cozimento: 24 horas
Porções: 6

Ingredientes:

- 2 xícaras de semente de linhaça, moída
- 2 xícaras de semente de linhaça, embebidas durante a noite e escorridas
- 4 maços de couve, picada
- 1 maço de manjericão, picado
- ½ maço de aipo, picado
- 4 dentes de alho, picados
- 1/3 xícara de azeite

Instruções:

1. No seu processador de alimentos, misture a linhaça moída com o aipo, a couve, o manjericão e o alho e misture bem.
2. Adicione o óleo e a linhaça embebida e misture novamente.

3. Espalhe isso em uma bandeja, corte em biscoitos médios, introduza em seu desidratador e seque por 24 horas a 115 graus F, virando-os na metade.
4. Disponha-os em uma travessa e sirva.

Apreciar!

Nutrição: calorias 100, gordura 1, fibra 2, carboidratos 1, proteína 4

Terrina de queijo e pesto

Isso parece tão incrível e tem um gosto ótimo!

Tempo de preparo: 30 minutos
Tempo de cozimento: 0 minutos
Porções: 10

Ingredientes:

- ½ xícara de creme de leite
- 10 onças de queijo de cabra, desintegrado
- 3 colheres de sopa de pesto de manjericão
- Sal e pimenta preta a gosto
- 5 tomates secos, picados
- ¼ xícara de pinhões torrados e picados
- 1 colher de sopa de pinhões, torrados e picados

Instruções:

1. Em uma tigela, misture o queijo de cabra com o creme de leite, sal e pimenta e mexa usando a batedeira.
2. Coloque metade dessa mistura em uma tigela forrada e espalhe.
3. Adicione o pesto por cima e espalhe também.

4. Adicione outra camada de queijo, em seguida, adicione os tomates secos e ¼ de xícara de pinhões.
5. Espalhe uma última camada de queijo e cubra com 1 colher de sopa de pinhões.
6. Deixe na geladeira por um tempo, vire de cabeça para baixo em um prato e sirva.

Apreciar!

Nutrição: calorias 240, gordura 12, fibra 3, carboidratos 5, proteína 12

molho de abacate

Você vai fazer isso de novo e de novo! É assim que é gostoso!

Tempo de preparo: 10 minutos
Tempo de cozimento: 0 minutos
Porções: 4

Ingredientes:

- 1 cebola roxa pequena, picada
- 2 abacates, sem caroço, descascados e picados
- 3 pimentas jalapeño, picadas
- Sal e pimenta preta a gosto
- 2 colheres de cominho em pó
- 2 colheres de sopa de suco de limão
- ½ tomate picado

Instruções:

1. Em uma tigela, misture a cebola com abacate, pimentão, sal, pimenta preta, cominho, suco de limão e pedaços de tomate e mexa bem.
2. Transfira isso para uma tigela e sirva com fatias de baguete tostadas como aperitivo ceto.

Apreciar!

Nutrição: calorias 120, gordura 2, fibra 2, carboidratos 0,4, proteína 4

Chips de Ovos Saborosos

Você quer impressionar a todos? Então, experimente essas batatas fritas!

Tempo de preparo: 5 minutos
Tempo de cozimento: 10 minutos
Porções: 2

Ingredientes:
- ½ colher de sopa de água
- 2 colheres de parmesão, ralado
- 4 claras de ovos
- Sal e pimenta preta a gosto

Instruções:
1. Em uma tigela, misture as claras com sal, pimenta e água e bata bem.
2. Coloque isso em uma forma de muffin, polvilhe queijo por cima, introduza no forno a 400 graus F e asse por 15 minutos.
3. Transfira os chips de clara de ovo para uma travessa e sirva com um molho cetogênico ao lado.

Apreciar!

Nutrição:calorias 120, gordura 2, fibra 1, carboidratos 2, proteína 7

Chips de Chili Limão

Esses biscoitos vão impressioná-lo com seu sabor incrível!

Tempo de preparo: 10 minutos
Tempo de cozimento: 20 minutos
Porções: 4

Ingredientes:

- 1 xícara de farinha de amêndoa
- Sal e pimenta preta a gosto
- 1 e ½ colheres de chá de raspas de lima
- 1 colher de chá de suco de limão
- 1 ovo

Instruções:

1. Numa tigela, misture a farinha de amêndoa com as raspas de lima, o sumo de lima e o sal e mexa.
2. Adicione o ovo e bata bem novamente.
3. Divida isso em 4 partes, enrole cada uma em uma bola e depois espalhe bem usando um rolo.
4. Corte cada um em 6 triângulos, coloque-os todos em uma assadeira forrada, introduza no forno a 350 graus F e asse por 20 minutos.

Apreciar!

Nutrição:calorias 90, gordura 1, fibra 1, carboidratos 0,6, proteína 3

molho de alcachofra

É tão rico e saboroso!

Tempo de preparo: 10 minutos
Tempo de cozimento: 15 minutos
Porções: 16

Ingredientes:
- ¼ xícara de creme de leite
- ¼ xícara de creme de leite
- ¼ xícara de maionese
- ¼ xícara de chalota, picada
- 1 colher de azeite
- 2 dentes de alho, picados
- 4 onças de queijo creme
- ½ xícara de queijo parmesão ralado
- 1 xícara de queijo mussarela, ralado
- 4 onças de queijo feta, desintegrado
- 1 colher de vinagre balsâmico
- 28 onças de corações de alcachofra enlatados, picados
- Sal e pimenta preta a gosto
- 10 onças de espinafre, picado

Instruções:
1. Aqueça uma panela com o azeite em fogo médio, adicione a cebola e o alho, mexa e cozinhe por 3 minutos.
2. Adicione o creme de leite e o cream cheese e mexa.
3. Adicione também creme de leite, parmesão, maionese, queijo feta e queijo mussarela, mexa e reduza o fogo.
4. Adicione a alcachofra, o espinafre, o sal, a pimenta e o vinagre, mexa bem, desligue o fogo e transfira para uma tigela.
5. Sirva como um saboroso mergulho ceto.

Apreciar!

Nutrição: calorias 144, gordura 12, fibra 2, carboidratos 5, proteína 5

Receitas cetogênicas de peixes e frutos do mar

Torta de Peixe Especial

Isso é realmente cremoso e rico!

Tempo de preparo: 10 minutos
Tempo de cozimento: 1 hora e 10 minutos
Porções: 6

Ingredientes:

- 1 cebola roxa, picada
- 2 filés de salmão, sem pele e cortados em pedaços médios
- 2 filés de cavala, sem pele e cortados em pedaços médios
- 3 filés de hadoque e cortados em pedaços médios
- 2 folhas de louro
- ¼ xícara de ghee + 2 colheres de sopa de ghee
- 1 cabeça de couve-flor, floretes separados
- 4 ovos
- 4 cravos
- 1 xícara de creme de leite
- ½ xícara de água
- Uma pitada de noz-moscada, moída
- 1 colher de chá de mostarda Dijon
- 1 xícara de queijo cheddar ralado + ½ xícara de queijo cheddar ralado

- Um pouco de salsa picada
- Sal e pimenta preta a gosto
- 4 colheres de cebolinha picada

Instruções:

1. Coloque um pouco de água em uma panela, adicione um pouco de sal, deixe ferver em fogo médio, adicione os ovos, , cozinhe-os por 10 minutos, desligue o fogo, escorra, deixe esfriar, descasque e corte em quartos.
2. Coloque a água em outra panela, deixe ferver, adicione os buquês de couve-flor, cozinhe por 10 minutos, escorra, transfira para o liquidificador, adicione ¼ xícara de ghee, pulse bem e transfira para uma tigela.
3. Coloque o creme de leite e ½ xícara de água em uma panela, adicione o peixe, misture e aqueça em fogo médio.
4. Adicione a cebola, o cravo e as folhas de louro, deixe ferver, reduza o fogo e cozinhe por 10 minutos.
5. Desligue o fogo, transfira o peixe para uma assadeira e reserve.
6. Retorne a panela com o molho de peixe ao fogo, adicione a noz-moscada, mexa e cozinhe por 5 minutos.
7. Desligue o fogo, descarte os cravos e as folhas de louro, adicione 1 xícara de queijo cheddar e 2 colheres de ghee e mexa bem.
8. Coloque os quartos de ovo em cima do peixe na assadeira.

9. Adicione o molho de creme e queijo sobre eles, cubra com purê de couve-flor, polvilhe o restante do queijo cheddar, cebolinha e salsa, introduza no forno a 400 graus F por 30 minutos.
10. Deixe a torta esfriar um pouco antes de cortar e servir. Apreciar!

Nutrição: calorias 300, gordura 45, fibra 3, carboidratos 5, proteína 26

Saboroso Peixe Assado

É um prato de ceto fácil para você aproveitar hoje à noite para o jantar!

Tempo de preparo: 10 minutos
Tempo de cozimento: 30 minutos
Porções: 4

Ingredientes:

- 1 libra de arinca
- 3 colheres de chá de água
- 2 colheres de suco de limão
- Sal e pimenta preta a gosto
- 2 colheres de maionese
- 1 colher de chá de erva-doce
- Spray para cozinhar
- Uma pitada de tempero de louro velho

Instruções:

1. Unte uma assadeira com um pouco de óleo de cozinha.
2. Adicione o suco de limão, a água e o peixe e misture um pouco.

3. Adicione sal, pimenta, tempero de louro velho e endro e misture novamente.
4. Adicione a maionese e espalhe bem.
5. Introduzir no forno a 350 graus F e asse por 30 minutos.
6. Divida entre os pratos e sirva.

Apreciar!

Nutrição: calorias 104, gordura 12, fibra 1, carboidratos 0,5, proteína 20

Tilápia incrível

Este grande prato é perfeito para uma noite especial!

Tempo de preparo: 10 minutos
Tempo de cozimento: 10 minutos
Porções: 4

Ingredientes:

- 4 filés de tilápia sem osso
- Sal e pimenta preta a gosto
- ½ xícara de parmesão ralado
- 4 colheres de maionese
- ¼ colher de chá de manjericão, seco
- ¼ colher de chá de alho em pó
- 2 colheres de suco de limão
- ¼ xícara de ghee
- Spray para cozinhar
- Uma pitada de cebola em pó

Instruções:

1. Pulverize uma assadeira com spray de cozinha, coloque a tilápia, tempere com sal e pimenta, introduza na grelha pré-aquecida e cozinhe por 3 minutos.

2. Vire o peixe do outro lado e grelhe por mais 3 minutos.
3. Em uma tigela, misture o parmesão com maionese, manjericão, alho, suco de limão, cebola em pó e ghee e mexa bem.
4. Adicione o peixe a esta mistura, misture bem, coloque na assadeira novamente e grelhe por mais 3 minutos.
5. Transfira para pratos e sirva.

Apreciar!

Nutrição: calorias 175, gordura 10, fibra 0, carboidratos 2, proteína 17

Truta incrível e molho especial

Você só precisa experimentar essa combinação maravilhosa! Este prato ceto é ótimo!

Tempo de preparo: 10 minutos
Tempo de cozimento: 10 minutos
Porções: 1

Ingredientes:

- 1 filé de truta grande
- Sal e pimenta preta a gosto
- 1 colher de azeite
- 1 colher de sopa de ghee
- Raspas e sumo de 1 laranja
- Um punhado de salsa, picada
- ½ xícara de nozes pecan, picadas

Instruções:

1. Aqueça uma panela com o azeite em fogo médio alto, adicione o filé de peixe, tempere com sal e pimenta, cozinhe por 4 minutos de cada lado, transfira para um prato e mantenha aquecido por enquanto.

2. Aqueça a mesma panela com o ghee em fogo médio, adicione as nozes, mexa e toste por 1 minuto.
3. Adicione o sumo e as raspas de laranja, um pouco de sal e pimenta e salsa picada, mexa, cozinhe durante 1 minuto e deite sobre o lombo de peixe.
4. Sirva imediatamente.

Apreciar!

Nutrição: calorias 200, gordura 10, fibra 2, carboidratos 1, proteína 14

Maravilhoso molho de truta e ghee

O peixe vai tão bem com o molho! Você tem que tentar hoje!

Tempo de preparo: 10 minutos
Tempo de cozimento: 10 minutos
Porções: 4

Ingredientes:

- 4 filés de truta
- Sal e pimenta preta a gosto
- 3 colheres de chá de raspas de limão, raladas
- 3 colheres de cebolinha, picada
- 6 colheres de ghee
- 2 colheres de azeite
- 2 colheres de chá de suco de limão

Instruções:

1. Tempere a truta com sal e pimenta, regue o azeite e massaje um pouco.
2. Aqueça a grelha da cozinha em fogo médio alto, adicione os filés de peixe, cozinhe por 4 minutos, vire e cozinhe por mais 4 minutos.

3. Enquanto isso, aqueça uma panela com o ghee em fogo médio, adicione sal, pimenta, cebolinha, suco de limão e raspas e mexa bem.
4. Divida os filés de peixe em pratos, regue o molho ghee sobre eles e sirva.

Apreciar!

Nutrição: calorias 320, gordura 12, fibra 1, carboidratos 2, proteína 24

Salmão Assado

Sinta-se à vontade para servir isso para uma ocasião especial!

Tempo de preparo: 10 minutos
Tempo de cozimento: 12 minutos
Porções: 4

Ingredientes:

- 2 colheres de sopa de ghee, macio
- 1 e ¼ libra de filé de salmão
- 2 onças Kimchi, finamente picado
- Sal e pimenta preta a gosto

Instruções:

1. Em seu processador de alimentos, misture ghee com Kimchi e misture bem.
2. Esfregue o salmão com sal, pimenta e a mistura de Kimchi e coloque em uma assadeira.
3. Introduzir no forno a 425 graus F e asse por 15 minutos.
4. Divida entre os pratos e sirva com uma salada de acompanhamento.

Apreciar!

Nutrição:calorias 200, gordura 12, fibra 0, carboidratos 3, proteína 21

Deliciosas almôndegas de salmão

Combine estas saborosas almôndegas de salmão com um molho Dijon e divirta-se!

Tempo de preparo: 10 minutos
Tempo de cozimento: 30 minutos
Porções: 4

Ingredientes:

- 2 colheres de ghee
- 2 dentes de alho, picados
- 1/3 xícara de cebola, picada
- 1 quilo de salmão selvagem, desossado e picado
- ¼ xícara de cebolinha, picada
- 1 ovo
- 2 colheres de mostarda Dijon
- 1 colher de farinha de coco
- Sal e pimenta preta a gosto

Para o molho:

- 4 dentes de alho, picados
- 2 colheres de ghee
- 2 colheres de mostarda Dijon

- Sumo e raspa de 1 limão
- 2 xícaras de creme de coco
- 2 colheres de cebolinha, picada

Instruções:
1. Aqueça uma panela com 2 colheres de ghee em fogo médio, adicione a cebola e 2 dentes de alho, mexa, cozinhe por 3 minutos e transfira para uma tigela.
2. Em outra tigela, misture a cebola e o alho com o salmão, cebolinha, farinha de coco, sal, pimenta, 2 colheres de mostarda e ovo e mexa bem.
3. Forme almôndegas da mistura de salmão, coloque em uma assadeira, introduza no forno a 350 graus F e asse por 25 minutos.
4. Enquanto isso, aqueça uma panela com 2 colheres de ghee em fogo médio, adicione 4 dentes de alho, mexa e cozinhe por 1 minuto.
5. Adicione o creme de coco, 2 colheres de sopa de mostarda Dijon, suco de limão e raspas e cebolinha, mexa e cozinhe por 3 minutos.
6. Retire as almôndegas de salmão do forno, coloque-as no molho Dijon, misture, cozinhe por 1 minuto e retire do fogo.
7. Divida em taças e sirva.

Apreciar!

Nutrição:calorias 171, gordura 5, fibra 1, carboidratos 6, proteína 23

Salmão com molho de alcaparras

Este prato é maravilhoso e muito simples de fazer!

Tempo de preparo: 10 minutos
Tempo de cozimento: 20 minutos
Porções: 3

Ingredientes:

- 3 filés de salmão
- Sal e pimenta preta a gosto
- 1 colher de azeite
- 1 colher de sopa de tempero italiano
- 2 colheres de alcaparras
- 3 colheres de suco de limão
- 4 dentes de alho, picados
- 2 colheres de ghee

Instruções:

1. Aqueça uma panela com o azeite em fogo médio, adicione os filés de peixe com a pele para cima, tempere com sal, pimenta e tempero italiano, cozinhe por 2 minutos, vire e cozinhe por mais 2 minutos, desligue o fogo, tampe a panela e deixe de lado por 15 minutos.

2. Transfira os peixes para um prato e deixe-os de lado.
3. Aqueça a mesma panela em fogo médio, adicione alcaparras, suco de limão e alho, mexa e cozinhe por 2 minutos.
4. Retire a panela do fogo, acrescente o ghee e mexa muito bem.
5. Retorne o peixe para a panela e misture para revestir com o molho.
6. Divida entre os pratos e sirva.

Apreciar!

Nutrição: calorias 245, gordura 12, fibra 1, carboidratos 3, proteína 23

Ostras grelhadas simples

Estes são tão suculentos e deliciosos!

Tempo de preparo: 10 minutos
Tempo de cozimento: 10 minutos
Porções: 3

Ingredientes:

- 6 ostras grandes, descascadas
- 3 dentes de alho, picados
- 1 limão cortado em gomos
- 1 colher de salsa
- Uma pitada de páprica doce
- 2 colheres de sopa de ghee derretido

Instruções:

1. Cubra cada ostra com ghee derretido, salsa, páprica e ghee.
2. Coloque-os na grelha pré-aquecida em fogo médio alto e cozinhe por 8 minutos.
3. Sirva-os com fatias de limão ao lado.

Apreciar!

Nutrição: calorias 60, gordura 1, fibra 0, carboidratos 0,6, proteína 1

Alabote assado

Este é um peixe delicioso e se optar por fazê-lo desta forma vai acabar mesmo por amá-lo!

Tempo de preparo: 10 minutos
Tempo de cozimento: 10 minutos
Porções: 4

Ingredientes:

- ½ xícara de parmesão ralado
- ¼ xícara de ghee
- ¼ xícara de maionese
- 2 colheres de cebolinha verde, picada
- 6 dentes de alho, picados
- Uma pitada de molho Tabasco
- 4 filés de linguado
- Sal e pimenta preta a gosto
- Suco de ½ limão

Instruções:

1. Tempere o alabote com sal, pimenta e um pouco de suco de limão, coloque em uma assadeira e cozinhe no forno a 450 graus F por 6 minutos.

2. Enquanto isso, aqueça uma panela com o ghee em fogo médio, adicione parmesão, maionese, cebolinha, molho Tabasco, alho e o restante do suco de limão e mexa bem.
3. Retire o peixe do forno, regue com o molho de parmesão, ligue o forno e grelhe o peixe por 3 minutos.
4. Divida entre os pratos e sirva.

Apreciar!

Nutrição: calorias 240, gordura 12, fibra 1, carboidratos 5, proteína 23

Salmão em crosta

A crosta é maravilhosa!

Tempo de preparo: 10 minutos
Tempo de cozimento: 15 minutos
Porções: 4

Ingredientes:

- 3 dentes de alho, picados
- 2 quilos de filé de salmão
- Sal e pimenta preta a gosto
- ½ xícara de parmesão ralado
- ¼ xícara de salsa, picada

Instruções:

1. Coloque o salmão em uma assadeira forrada, tempere com sal e pimenta, cubra com papel manteiga, introduza no forno a 425 graus F e asse por 10 minutos.
2. Retire o peixe do forno, polvilhe parmesão, salsa e alho sobre o peixe, introduza novamente no forno e cozinhe por mais 5 minutos.
3. Divida entre os pratos e sirva.

Apreciar!

Nutrição:calorias 240, gordura 12, fibra 1, carboidratos 0,6, proteína 25

Salmão Creme Azedo

É um prato de ceto perfeito para uma refeição de fim de semana!

Tempo de preparo: 10 minutos
Tempo de cozimento: 15 minutos
Porções: 4

Ingredientes:

- 4 filés de salmão
- Um fio de azeite
- Sal e pimenta preta a gosto
- 1/3 xícara de parmesão ralado
- 1 e ½ colher de chá de mostarda
- ½ xícara de creme de leite

Instruções:

1. Coloque o salmão em uma assadeira forrada, tempere com sal e pimenta e regue o azeite.
2. Em uma tigela, misture o creme de leite com o parmesão, a mostarda, o sal e a pimenta e mexa bem.
3. Coloque esta mistura de creme azedo sobre o salmão, introduza no forno a 350 graus F e asse por 15 minutos.

4. Divida entre os pratos e sirva.

Apreciar!

Nutrição:calorias 200, gordura 6, fibra 1, carboidratos 4, proteína 20

Salmão grelhado

Este salmão grelhado deve ser servido com molho de abacate!

Tempo de preparo: 30 minutos
Tempo de cozimento: 10 minutos
Porções: 4

Ingredientes:

- 4 filés de salmão
- 1 colher de azeite
- Sal e pimenta preta a gosto
- 1 colher de chá de cominho, moído
- 1 colher de chá de páprica doce
- ½ colher de chá de pimenta ancho em pó
- 1 colher de chá de cebola em pó

Para a salsa:

- 1 cebola roxa pequena, picada
- 1 abacate, sem caroço, descascado e picado
- 2 colheres de sopa de coentro, picado
- Suco de 2 limões
- Sal e pimenta preta a gosto

Instruções:
1. Em uma tigela, misture sal, pimenta, pimenta em pó, cebola em pó, páprica e cominho.
2. Esfregue o salmão com esta mistura, regue o azeite e esfregue novamente e cozinhe na grelha pré-aquecida por 4 minutos de cada lado.
3. Enquanto isso, em uma tigela, misture o abacate com a cebola roxa, sal, pimenta, coentro e suco de limão e mexa.
4. Divida o salmão entre os pratos e cubra cada filé com salsa de abacate.

Apreciar!

Nutrição: calorias 300, gordura 14, fibra 4, carboidratos 5, proteína 20

Saborosos bolos de atum

Você só precisa fazer esses bolos cetogênicos para sua família hoje à noite!

Tempo de preparo: 10 minutos
Tempo de cozimento: 10 minutos
Porções: 12

Ingredientes:

- 15 onças de atum enlatado, escorra bem e em flocos
- 3 ovos
- ½ colher de chá de endro, seco
- 1 colher de chá de salsa, seca
- ½ xícara de cebola roxa, picada
- 1 colher de chá de alho em pó
- Sal e pimenta preta a gosto
- Óleo para fritar

Instruções:

1. Em uma tigela, misture o atum com sal, pimenta, endro, salsa, cebola, alho em pó e ovos e mexa bem.
2. Molde seus bolos e coloque em um prato.

3. Aqueça uma panela com um pouco de óleo em fogo médio alto, adicione os bolos de atum, cozinhe por 5 minutos de cada lado.
4. Divida entre os pratos e sirva.

Apreciar!

Nutrição:calorias 140, gordura 2, fibra 1, carboidratos 0,6, proteína 6

Bacalhau Muito Saboroso

Hoje, recomendamos que você experimente um prato de bacalhau ceto!

Tempo de preparo: 10 minutos
Tempo de cozimento: 20 minutos
Porções: 4

Ingredientes:

- 1 libra de bacalhau, cortado em pedaços médios
- Sal e pimenta preta a gosto
- 2 cebolinhas verdes, picadas
- 3 dentes de alho, picados
- 3 colheres de sopa de molho de soja
- 1 xícara de caldo de peixe
- 1 colher de vinagre balsâmico
- 1 colher de sopa de gengibre, ralado
- ½ colher de chá de pimenta malagueta, esmagada

Instruções:

1. Aqueça uma panela em fogo médio, adicione os pedaços de peixe e doure alguns minutos de cada lado.

2. Adicione o alho, cebolinha, sal, pimenta, molho de soja, caldo de peixe, vinagre, pimenta e gengibre, mexa, tampe, reduza o fogo e cozinhe por 20 minutos.
3. Divida entre os pratos e sirva.

Apreciar!

Nutrição: calorias 154, gordura 3, fibra 0,5, carboidratos 4, proteína 24

Saboroso robalo com alcaparras

É um prato muito saboroso e fácil de fazer em casa quando você está em uma dieta cetogênica!

Tempo de preparo: 10 minutos
Tempo de cozimento: 15 minutos
Porções: 4

Ingredientes:

- 1 limão, fatiado
- 1 libra de filé de robalo
- 2 colheres de alcaparras
- 2 colheres de dill
- Sal e pimenta preta a gosto

Instruções:

1. Coloque o filé de robalo em uma assadeira, tempere com sal e pimenta, adicione alcaparras, endro e fatias de limão por cima.
2. Introduzir no forno a 350 graus F e asse por 15 minutos.
3. Divida entre os pratos e sirva.

Apreciar!

Nutrição:calorias 150, gordura 3, fibra 2, carboidratos 0,7, proteína 5

Bacalhau com Rúcula

É uma excelente refeição cetogênica que estará pronta para servir em pouco tempo!

Tempo de preparo: 10 minutos
Tempo de cozimento: 20 minutos
Porções: 2

Ingredientes:

- 2 filés de bacalhau
- 1 colher de azeite
- Sal e pimenta preta a gosto
- Suco de 1 limão
- 3 xícaras de rúcula
- ½ xícara de azeitonas pretas sem caroço e fatiadas
- 2 colheres de alcaparras
- 1 dente de alho, picado

Instruções:

1. Arrume os filés de peixe em um prato resistente ao calor, tempere com sal, pimenta, regue o azeite e o suco de limão, misture bem, introduza no forno a 450 graus F e asse por 20 minutos.

2. Em seu processador de alimentos, misture a rúcula com sal, pimenta, alcaparras, azeitonas e alho e misture um pouco.
3. Disponha o peixe em pratos, cubra com tapenade de rúcula e sirva.

Apreciar!

Nutrição: calorias 240, gordura 5, fibra 3, carboidratos 3, proteína 10

Alabote assado e legumes

Você vai adorar esta ótima ideia de ceto!

Tempo de preparo: 10 minutos
Tempo de cozimento: 35 minutos
Porções: 2

Ingredientes:

- 1 pimentão vermelho, picado grosseiramente
- 1 pimentão amarelo, picado grosseiramente
- 1 colher de chá de vinagre balsâmico
- 1 colher de azeite
- 2 filés de linguado
- 2 xícaras de espinafre baby
- Sal e pimenta preta a gosto
- 1 colher de chá de cominho

Instruções:

1. Em uma tigela, misture os pimentões com sal, pimenta, metade do azeite e o vinagre, misture bem e transfira para uma assadeira.
2. Introduzir no forno a 400 graus F e asse por 20 minutos.

3. Aqueça uma panela com o restante do azeite em fogo médio, adicione o peixe, tempere com sal, pimenta e cominho e doure de todos os lados.
4. Retire a assadeira do forno, adicione o espinafre, mexa delicadamente e divida toda a mistura entre os pratos.
5. Adicione o peixe ao lado, polvilhe um pouco mais de sal e pimenta e sirva.

Apreciar!

Nutrição:calorias 230, gordura 12, fibra 1, carboidratos 4, proteína 9

Caril de Peixe Saboroso

Você já experimentou um curry cetogênico? Então você deve realmente prestar atenção em seguida!

Tempo de preparo: 10 minutos
Tempo de cozimento: 25 minutos
Porções: 4

Ingredientes:

- 4 filés de peixe branco
- ½ colher de chá de sementes de mostarda
- Sal e pimenta preta a gosto
- 2 pimentões verdes, picados
- 1 colher de chá de gengibre, ralado
- 1 colher de chá de curry em pó
- ¼ colher de chá de cominho, moído
- 4 colheres de óleo de coco
- 1 cebola roxa pequena, picada
- 1 polegada de raiz de açafrão, ralada
- ¼ xícara de coentro
- 1 e ½ xícaras de creme de coco
- 3 dentes de alho, picados

Instruções:

1. Aqueça uma panela com metade do óleo de coco em fogo médio, adicione as sementes de mostarda e cozinhe por 2 minutos.
2. Adicione o gengibre, a cebola e o alho, mexa e cozinhe por 5 minutos.
3. Adicione açafrão, curry em pó, pimenta e cominho, mexa e cozinhe por mais 5 minutos.
4. Adicione o leite de coco, sal e pimenta, mexa, deixe ferver e cozinhe por 15 minutos.
5. Aqueça outra panela com o restante do óleo em fogo médio, adicione o peixe, mexa e cozinhe por 3 minutos.
6. Adicione isso ao molho de curry, mexa e cozinhe por mais 5 minutos.
7. Adicione o coentro, mexa, divida em tigelas e sirva.

Apreciar!

Nutrição: calorias 500, gordura 34, fibra 7, carboidratos 6, proteína 44

Camarão Delicioso

É uma ideia fácil e saborosa para o jantar!

Tempo de preparo: 10 minutos
Tempo de cozimento: 10 minutos
Porções: 4

Ingredientes:

- 2 colheres de azeite
- 1 colher de sopa de ghee
- 1 libra de camarão, descascado e limpo
- 2 colheres de suco de limão
- 2 colheres de alho, picado
- 1 colher de sopa de raspas de limão
- Sal e pimenta preta a gosto

Instruções:

1. Aqueça uma panela com o azeite e o ghee em fogo médio, adicione os camarões e cozinhe por 2 minutos.
2. Adicione o alho, mexa e cozinhe por mais 4 minutos.
3. Adicione o suco de limão, as raspas de limão, sal e pimenta, mexa, desligue o fogo e sirva.

Apreciar!

Nutrição:calorias 149, gordura 1, fibra 3, carboidratos 1, proteína 6

Barramundi Assado

Este é um prato excepcional!

Tempo de preparo: 10 minutos
Tempo de cozimento: 12 minutos
Porções: 4

Ingredientes:

- 2 filés de barramundi
- 2 colher de chá de azeite
- 2 colheres de chá de tempero italiano
- ¼ xícara de azeitonas verdes, sem caroço e picadas
- ¼ xícara de tomate cereja, picado
- ¼ xícara de azeitonas pretas picadas
- 1 colher de sopa de raspas de limão
- 2 colheres de raspas de limão
- Sal e pimenta preta a gosto
- 2 colheres de salsa, picada
- 1 colher de azeite

Instruções:

1. Esfregue o peixe com sal, pimenta, tempero italiano e 2 colheres de chá de azeite, transfira para uma assadeira e deixe de lado por enquanto.
2. Enquanto isso, em uma tigela, misture os tomates com todas as azeitonas, sal, pimenta, raspas de limão e suco de limão, salsa e 1 colher de sopa de azeite e misture tudo bem.
3. Introduza o peixe no forno a 400 graus F e asse por 12 minutos.
4. Divida o peixe em pratos, cubra com molho de tomate e sirva.

Apreciar!

Nutrição: calorias 150, gordura 4, fibra 2, carboidratos 1, proteína 10

camarão de coco

Você realmente precisa experimentar este prato simples, colorido e muito saboroso!

Tempo de preparo: 10 minutos
Tempo de cozimento: 13 minutos
Porções: 4

Ingredientes:

- 1 libra de camarão, descascado e limpo
- Sal e pimenta preta a gosto
- 4 tomates cereja, picados
- 2 xícaras de ervilhas açucaradas, cortadas no sentido do comprimento
- 1 pimentão vermelho, fatiado
- 1 colher de azeite
- ½ xícara de coentro, picado
- 1 colher de sopa de alho, picado
- ½ xícara de cebolinha verde, picada
- ½ colher de chá de flocos de pimenta vermelha
- 10 onças de leite de coco
- 2 colheres de sopa de suco de limão

Instruções:
1. Aqueça uma panela com o óleo em fogo médio, adicione as ervilhas e frite por 2 minutos.
2. Adicione a pimenta e cozinhe por mais 3 minutos.
3. Adicione o coentro, o alho, a cebolinha e os flocos de pimenta, mexa e cozinhe por 1 minuto.
4. Adicione os tomates e o leite de coco, mexa e cozinhe tudo por 5 minutos.
5. Adicione o camarão e o suco de limão, mexa e cozinhe por 3 minutos.
6. Tempere com sal e pimenta, mexa e sirva quente.

Apreciar!

Nutrição: calorias 150, gordura 3, fibra 3, carboidratos 1, proteína 7

Salada de camarão e macarrão

Este prato de estilo tailandês é tão saboroso!

Tempo de preparo: 10 minutos
Tempo de cozimento: 0 minutos
Porções: 4

Ingredientes:

- 1 pepino, cortado com um espiralizador
- ½ xícara de manjericão, picado
- ½ libra de camarão, já cozido, descascado e limpo
- Sal e pimenta preta a gosto
- 1 colher de estévia
- 2 colheres de chá de molho de peixe
- 2 colheres de sopa de suco de limão
- 2 colheres de chá de molho de pimenta

Instruções:

1. Coloque o macarrão de pepino em um papel toalha, cubra com outro e aperte bem.
2. Coloque em uma tigela e misture com manjericão, camarão, sal e pimenta.

3. Em outra tigela, misture a estévia com o molho de peixe, o suco de limão e o molho de pimenta e misture bem.
4. Adicione isso à salada de camarão, misture bem e sirva. Apreciar!

Nutrição:calorias 130, gordura 2, fibra 3, carboidratos 1, proteína 6

Mahi Mahi assado e salsa

Hoje, você pode experimentar um incrível prato de ceto mediterrâneo!

Tempo de preparo: 10 minutos
Tempo de cozimento: 16 minutos
Porções: 2

Ingredientes:

- 2 filés de mahi mahi
- ½ xícara de cebola amarela, picada
- 4 colheres de chá de azeite
- 1 colher de chá de tempero grego
- 1 colher de chá de alho, picado
- 1 pimentão verde, picado
- ½ xícara de molho de tomate enlatado
- 2 colheres de sopa de azeitonas kalamata, sem caroço e picadas
- ¼ xícara de caldo de galinha
- Sal e pimenta preta a gosto
- 2 colheres de sopa de queijo feta, esfarelado

Instruções:

1. Aqueça uma panela com 2 colheres de chá de óleo em fogo médio, adicione o pimentão e a cebola, mexa e cozinhe por 3 minutos.
2. Adicione o tempero grego e o alho, mexa e cozinhe por mais 1 minuto.
3. Adicione o caldo, as azeitonas e a salsa, mexa novamente e cozinhe até a mistura engrossar por 5 minutos.
4. Transfira para uma tigela e deixe de lado por enquanto.
5. Aqueça a panela novamente com o restante do óleo em fogo médio, adicione o peixe, tempere com sal e pimenta e cozinhe por 2 minutos.
6. Vire, cozinhe por mais 2 minutos e transfira para uma assadeira.
7. Colher salsa sobre o peixe, introduzir no forno e asse a 425 graus F por 6 minutos.
8. Polvilhe queijo feta por cima e sirva quente.

Apreciar!

Nutrição: calorias 200, gordura 5, fibra 2, carboidratos 2, proteína 7

Camarão Picante

Você deve considerar fazer isso para o jantar hoje à noite!

Tempo de preparo: 10 minutos
Tempo de cozimento: 8 minutos
Porções: 2

Ingredientes:

- ½ libra de camarão grande, descascado e limpo
- 2 colheres de chá de molho inglês
- 2 colheres de chá de azeite
- Suco de 1 limão
- Sal e pimenta preta a gosto
- 1 colher de chá de tempero crioulo

Instruções:

1. Disponha os camarões em uma camada em uma assadeira, tempere com sal e pimenta e regue o azeite.
2. Adicione o molho inglês, o suco de limão e polvilhe o tempero crioulo.
3. Misture um pouco o camarão, introduza no forno, coloque-o na grelha e cozinhe por 8 minutos.
4. Divida entre 2 pratos e sirva.

Apreciar!

Nutrição: calorias 120, gordura 3, fibra 1, carboidratos 2, proteína 6

Salada de Peito de Pato

É uma salada saborosa com um vinagrete delicioso!

Tempo de preparo: 10 minutos
Tempo de cozimento: 15 minutos
Porções: 4

Ingredientes:
- 1 colher de sobremesa
- 1 chalota, picada
- ¼ xícara de vinagre vermelho
- ¼ xícara de azeite
- ¼ xícara de água
- ¾ xícara de framboesas
- 1 colher de sopa de mostarda Dijon
- Sal e pimenta preta a gosto

Para a salada:
- 10 onças de espinafre bebê
- 2 peitos de pato médios, sem osso
- 4 onças de queijo de cabra, desintegrado
- Sal e pimenta preta a gosto
- ½ litro de framboesas
- ½ xícara de metades de nozes pecan

Instruções:

1. No liquidificador, misture a chalota, vinagre, água, óleo, ¾ xícara de framboesas, mostarda, sal e pimenta e misture muito bem.
2. Coe isso, coloque em uma tigela e deixe de lado.
3. Corte o peito de pato, tempere com sal e pimenta e coloque o lado da pele para baixo em uma panela aquecida em fogo médio-alto.
4. Cozinhe por 8 minutos, vire e cozinhe por mais 5 minutos.
5. Divida o espinafre nos pratos, polvilhe o queijo de cabra, as metades de noz-pecã e ½ litro de framboesas.
6. Fatie os peitos de pato e adicione por cima das framboesas.
7. Regue o vinagrete de framboesas por cima e sirva.

Apreciar!

Nutrição: calorias 455, gordura 40, fibra 4, carboidratos 6, proteína 18

Torta de peru

É uma ótima maneira de terminar o seu dia!

Tempo de preparo: 10 minutos
Tempo de cozimento: 40 minutos
Porções: 6
Ingredientes:

- 2 xícaras de caldo de peru
- 1 xícara de carne de peru, cozida e desfiada
- Sal e pimenta preta a gosto
- 1 colher de chá de tomilho, picado
- ½ xícara de couve, picada
- ½ xícara de abobrinha, descascada e picada
- ½ xícara de queijo cheddar ralado
- ¼ colher de chá de páprica
- ¼ colher de chá de alho em pó
- ¼ colher de chá de goma xantana
- Spray para cozinhar

Para a crosta:

- ¼ xícara de ghee
- ¼ colher de chá de goma xantana
- 2 xícaras de farinha de amêndoas
- Uma pitada de sal

- 1 ovo
- ¼ xícara de queijo cheddar

Instruções:
1. Aqueça uma panela com o caldo em fogo médio.
2. Adicione a abóbora e a carne de peru, mexa e cozinhe por 10 minutos.
3. Adicione o alho em pó, couve, tomilho, páprica, sal, pimenta e ½ xícara de queijo cheddar e mexa bem.
4. Em uma tigela, misture ¼ colher de chá de goma xantana com ½ xícara de caldo da panela, mexa bem e adicione tudo à panela.
5. Desligue o fogo e deixe de lado por enquanto.
6. Em uma tigela, misture a farinha com ¼ colher de chá de goma xantana e uma pitada de sal e mexa.
7. Adicione ghee, ovo e ¼ de xícara de queijo cheddar e mexa tudo até obter sua massa de crosta de torta.
8. Forme uma bola e guarde na geladeira por enquanto.
9. Pulverize uma assadeira com spray de cozinha e espalhe o recheio de torta no fundo.
10. Transfira a massa para uma superfície de trabalho, enrole em um círculo e recheie com isso.
11. Pressione bem e sele as bordas, introduza no forno a 350 graus F e asse por 35 minutos.
12. Deixe a torta esfriar um pouco e sirva.

Nutrição: calorias 320, gordura 23, fibra 8, carboidratos 6, proteína 16

Sopa de Peru

É uma sopa muito reconfortante e rica!

Tempo de preparo: 10 minutos
Tempo de cozimento: 30 minutos
Porções: 4

Ingredientes:

- 3 talos de aipo, picados
- 1 cebola amarela, picada
- 1 colher de sopa de ghee
- 6 xícaras de caldo de peru
- Sal e pimenta preta a gosto
- ¼ xícara de salsa, picada
- 3 xícaras de abóbora espaguete cozida, picada
- 3 xícaras de peru, cozido e desfiado

Instruções:

1. Aqueça uma panela com o ghee em fogo médio, adicione o aipo e a cebola, mexa e cozinhe por 5 minutos.
2. Adicione salsa, caldo, carne de peru, sal e pimenta, mexa e cozinhe por 20 minutos.

3. Adicione a abóbora espaguete, mexa e cozinhe a sopa de peru por mais 10 minutos.
4. Divida em taças e sirva.

Apreciar!

Nutrição: calorias 150, gordura 4, fibra 1, carboidratos 3, proteína 10

Delícia de peru assado

Experimente em breve! Você vai fazer isso uma segunda vez também!

Tempo de preparo: 10 minutos
Tempo de cozimento: 45 minutos
Porções: 8

Ingredientes:

- 4 xícaras de abobrinhas cortadas com espiralizador
- 1 ovo, batido
- 3 xícaras de repolho picado
- 3 xícaras de carne de peru, cozida e desfiada
- ½ xícara de caldo de peru
- ½ xícara de requeijão
- 1 colher de chá de tempero para aves
- 2 xícaras de queijo cheddar ralado
- ½ xícara de queijo parmesão ralado
- Sal e pimenta preta a gosto
- ¼ colher de chá de alho em pó

Instruções:

1. Aqueça uma panela com o caldo em fogo médio-baixo.

2. Adicione o ovo, o creme de leite, o parmesão, o queijo cheddar, o sal, a pimenta, o tempero de aves e o alho em pó, mexa e leve ao fogo brando.
3. Adicione a carne de peru e o repolho, mexa e desligue o fogo.
4. Coloque o macarrão de abobrinha em uma assadeira, adicione um pouco de sal e pimenta, despeje a mistura de peru e espalhe.
5. Cubra com papel alumínio, introduza no forno a 400 graus F e asse por 35 minutos.
6. Deixe esfriar um pouco antes de servir.

Apreciar!

Nutrição: calorias 240, gordura 15, fibra 1, carboidratos 3, proteína 25

Delicioso pimentão de peru

Este ótimo prato de ceto é perfeito para um dia frio e chuvoso!

Tempo de preparo: 10 minutos
Tempo de cozimento: 20 minutos
Porções: 8

Ingredientes:

- 4 xícaras de carne de peru, cozida e desfiada
- 2 xícaras de abóbora, picada
- 6 xícaras de caldo de galinha
- Sal e pimenta preta a gosto
- 1 colher de sopa de pimenta chipotle em conserva, picada
- ½ colher de chá de alho em pó
- ½ xícara de salsa verde
- 1 colher de chá de coentro, moído
- 2 colheres de chá de cominho, moído
- ¼ xícara de creme de leite
- 1 colher de sopa de coentro, picado

Instruções:

1. Aqueça uma panela com o caldo em fogo médio.

2. Adicione a abobrinha, mexa e cozinhe por 10 minutos.
3. Adicione o peru, chipotles, alho em pó, salsa verde, cominho, coentro, sal e pimenta, mexa e cozinhe por 10 minutos.
4. Adicione o creme de leite, mexa, desligue o fogo e divida em tigelas.
5. Cubra com um pouco de coentro picado e sirva.

Apreciar!

Nutrição: calorias 154, gordura 5, fibra 3, carboidratos 2, proteína 27

Curry de peru e tomate

Você vai fazer isso em nenhum momento!

Tempo de preparo: 10 minutos
Tempo de cozimento: 20 minutos
Porções: 4

Ingredientes:
- 18 onças de carne de peru, picada
- 3 onças de espinafre
- 20 onças de tomates enlatados, picados
- 2 colheres de óleo de coco
- 2 colheres de creme de coco
- 2 dentes de alho, picados
- 2 cebolas amarelas, fatiadas
- 1 colher de sopa de coentro, moído
- 2 colheres de gengibre, ralado
- 1 colheres de cúrcuma
- 1 colher de sopa de cominho, moído
- Sal e pimenta preta a gosto
- 2 colheres de sopa de pimenta em pó

Instruções:

1. Aqueça uma panela com o óleo de coco em fogo médio, adicione a cebola, mexa e cozinhe por 5 minutos.
2. Adicione o gengibre e o alho, mexa e cozinhe por 1 minuto.
3. Adicione os tomates, sal, pimenta, coentro, cominho, açafrão e pimenta em pó e mexa.
4. Adicione o creme de coco, mexa e cozinhe por 10 minutos.
5. Misture usando um liquidificador de imersão e misture com espinafre e carne de peru.
6. Leve ao fogo brando, cozinhe por mais 15 minutos e sirva.

Apreciar!

Nutrição: calorias 240, gordura 4, fibra 3, carboidratos 2, proteína 12

Salada de peru e cranberry

É saudável, é fresco e muito delicioso! O que você ainda está esperando?

Tempo de preparo: 10 minutos
Tempo de cozimento: 0 minutos
Porções: 4

Ingredientes:

- 4 xícaras de folhas de alface romana, rasgadas
- 2 xícaras de peito de peru, cozido e em cubos
- 1 laranja, descascada e cortada em pedaços pequenos
- 1 maçã vermelha, sem caroço e picada
- 3 colheres de sopa de nozes, picadas
- 3 kiwis descascados e fatiados
- ¼ xícara de cranberries
- 1 xícara de molho de cranberry
- 1 xícara de suco de laranja

Instruções:

1. Em uma saladeira, misture a alface com o peru, gomos de laranja, pedaços de maçã, cranberries e nozes e misture.

2. Em outra tigela, misture o molho de cranberry e o suco de laranja e mexa.
3. Regue sobre a salada de peru, misture bem e sirva com kiwis por cima.

Apreciar!

Nutrição: calorias 120, gordura 2, fibra 1, carboidratos 3, proteína 7

Peito de Frango Recheado

Isso soa muito bem, não é?

Tempo de preparo: 10 minutos
Tempo de cozimento: 15 minutos
Porções: 3

Ingredientes:

- 8 onças de espinafre, cozido e picado
- 3 peitos de frango
- Sal e pimenta preta a gosto
- 4 onças de queijo creme, macio
- 3 onças de queijo feta, desintegrado
- 1 dente de alho, picado
- 1 colher de óleo de coco

Instruções:

1. Em uma tigela, misture o queijo feta com o cream cheese, os espinafres, o sal, a pimenta e o alho e mexa bem.
2. Coloque os peitos de frango em uma superfície de trabalho, corte um bolso em cada um, recheie-os com a

mistura de espinafre e tempere-os com sal e pimenta a gosto.
3. Aqueça uma panela com o óleo em fogo médio alto, adicione o frango recheado, cozinhe por 5 minutos de cada lado e depois introduza tudo no forno a 450 graus F.
4. Asse por 10 minutos, divida entre os pratos e sirva.

Apreciar!

Nutrição: calorias 290, gordura 12, fibra 2, carboidratos 4, proteína 24

Molho de Frango e Mostarda

Esta é uma combinação magnífica de ingredientes!

Tempo de preparo: 10 minutos
Tempo de cozimento: 30 minutos
Porções: 3

Ingredientes:

- 8 tiras de bacon, picadas
- 1/3 xícara de mostarda Dijon
- Sal e pimenta preta a gosto
- 1 xícara de cebola amarela, picada
- 1 colher de azeite
- 1 e ½ xícaras de caldo de galinha
- 3 peitos de frango sem pele e sem osso
- ¼ colher de chá de páprica doce

Instruções:

1. Em uma tigela, misture a páprica com a mostarda, sal e pimenta e mexa bem.
2. Espalhe isso nos peitos de frango e massageie.
3. Aqueça uma panela em fogo médio, adicione o bacon, mexa, cozinhe até dourar e transfira para um prato.

4. Aqueça a mesma panela com o óleo em fogo médio alto, adicione os peitos de frango, cozinhe por 2 minutos de cada lado e também transfira para um prato.
5. Aqueça a panela mais uma vez em fogo médio alto, adicione o caldo, mexa e deixe ferver.
6. Adicione o bacon e a cebola, sal e pimenta e mexa.
7. Retorne o frango para a panela também, mexa delicadamente e cozinhe em fogo médio por 20 minutos, virando a carne na metade.
8. Divida o frango nos pratos, regue o molho por cima e sirva.

Apreciar!

Nutrição: calorias 223, gordura 8, fibra 1, carboidratos 3, proteína 26

Delicioso Frango Salsa

Não hesite! Experimente este ótimo prato de ceto hoje!

Tempo de preparo: 10 minutos
Tempo de cozimento: 1 hora e 15 minutos
Porções: 6

Ingredientes:

- 6 peitos de frango sem pele e sem osso
- 2 xícaras de salsa em conserva
- Sal e pimenta preta a gosto
- 1 xícara de queijo cheddar, ralado
- Spray para cozinhar vegetais

Instruções:

1. Unte uma assadeira com óleo de cozinha, coloque os peitos de frango, tempere com sal e pimenta e despeje a salsa por toda parte.
2. Introduzir no forno a 425 graus F e asse por 1 hora.
3. Espalhe o queijo e leve ao forno por mais 15 minutos.
4. Divida entre os pratos e sirva.

Apreciar!

Nutrição:calorias 120, gordura 2, fibra 2, carboidratos 6, proteína 10

Delicioso frango italiano

Você deve considerar experimentar este prato ceto italiano o mais rápido possível!

Tempo de preparo: 10 minutos
Tempo de cozimento: 1 hora
Porções: 6

Ingredientes:
- 8 onças de cogumelos, picados
- 1 quilo de salsicha italiana, picada
- 2 colheres de óleo de abacate
- 6 pimentões cereja, picados
- 1 pimentão vermelho, picado
- 1 cebola roxa, fatiada
- 2 colheres de alho, picado
- 2 xícaras de tomates cereja, cortados ao meio
- 4 coxas de frango
- Sal e pimenta preta a gosto
- ½ xícara de caldo de galinha
- 1 colher de vinagre balsâmico
- 2 colheres de chá de orégano, seco

- Um pouco de salsa picada para servir

Instruções:
1. Aqueça uma panela com metade do azeite em fogo médio, adicione as salsichas, mexa, doure por alguns minutos e transfira para um prato.
2. Aqueça a panela novamente com o restante do óleo em fogo médio, adicione as coxas de frango, tempere com sal e pimenta, cozinhe por 3 minutos de cada lado e transfira para um prato.
3. Aqueça a panela novamente em fogo médio, adicione os pimentões cereja, os cogumelos, a cebola e o pimentão, mexa e cozinhe por 4 minutos.
4. Adicione o alho, mexa e cozinhe por 2 minutos.
5. Adicione o caldo, vinagre, sal, pimenta, orégano e tomate cereja e mexa.
6. Adicione os pedaços de frango e os de salsicha, mexa delicadamente, transfira tudo para o forno a 400 graus e asse por 30 minutos.
7. Polvilhe salsa, divida entre os pratos e sirva.

Apreciar!

Nutrição: calorias 340, gordura 33, fibra 3, carboidratos 4, proteína 20

Caçarola de Frango

Este pode ser o seu almoço de hoje!

Tempo de preparo: 10 minutos
Tempo de cozimento: 40 minutos
Porções: 8

Ingredientes:
- 1 e ½ quilo de peito de frango, sem pele e sem osso e em cubos
- Sal e pimenta preta a gosto
- 1 ovo
- 1 xícara de farinha de amêndoa
- ¼ xícara de parmesão ralado
- ½ colher de chá de alho em pó
- 1 e ½ colheres de chá de salsa, seca
- ½ colher de chá de manjericão, seco
- 4 colheres de óleo de abacate
- 4 xícaras de abóbora espaguete, já cozida
- 6 onças de mussarela, ralada
- 1 e ½ xícaras de molho ceto marinara
- Manjericão fresco, picado para servir

Instruções:

1. Em uma tigela, misture a farinha de amêndoa com o parmesão, sal, pimenta, alho em pó e 1 colher de chá de salsa e mexa.
2. Em outra tigela, bata o ovo com uma pitada de sal e pimenta.
3. Mergulhe o frango no ovo e depois na mistura de farinha de amêndoa.
4. Aqueça uma panela com 3 colheres de sopa de óleo em fogo médio alto, adicione o frango, frite até dourar dos dois lados e transfira para papel toalha.
5. Em uma tigela, misture o espaguete de abóbora com sal, pimenta, manjericão seco, 1 colher de óleo e o restante da salsinha e mexa.
6. Espalhe isso em um prato resistente ao calor, adicione os pedaços de frango e, em seguida, o molho marinara.
7. Cubra com mussarela ralada, introduza no forno a 375 graus F e asse por 30 minutos.
8. Polvilhe manjericão fresco no final, deixe a caçarola de lado para esfriar um pouco, divida entre os pratos e sirva.

Apreciar!

Nutrição:calorias 300, gordura 6, fibra 3, carboidratos 5, proteína 28

Pimentões recheados com frango

Estes vão realmente impressionar seus convidados!

Tempo de preparo: 10 minutos
Tempo de cozimento: 40 minutos
Porções: 3

Ingredientes:

- 2 xícaras de floretes de couve-flor
- Sal e pimenta preta a gosto
- 1 cebola amarela pequena, picada
- 2 peitos de frango, sem pele, desossados, cozidos e desfiados
- 2 colheres de sopa de tempero de fajita
- 1 colher de sopa de ghee
- 6 pimentões, topos cortados e sementes removidas
- 2/3 xícara de água

Instruções:

1. Coloque os floretes de couve-flor no processador de alimentos, adicione uma pitada de sal e pimenta, pulse bem e transfira para uma tigela.

2. Aqueça uma panela com o ghee em fogo médio, adicione a cebola, mexa e cozinhe por 2 minutos.
3. Adicione a couve-flor, mexa e cozinhe por mais 3 minutos.
4. Adicione o tempero, sal, pimenta, água e frango, mexa e cozinhe por 2 minutos.
5. Coloque os pimentões em uma assadeira forrada, recheie cada um com mistura de frango, introduza no forno a 350 graus F e asse por 30 minutos.
6. Divida-os entre os pratos e sirva.

Apreciar!

Nutrição: calorias 200, gordura 6, fibra 3, carboidratos 6, proteína 14

Frango Cremoso

Este é um prato de frango keto realmente cremoso e delicioso!

Tempo de preparo: 10 minutos
Tempo de cozimento: 1 hora
Porções: 4

Ingredientes:

- 4 peitos de frango sem pele e sem osso
- ½ xícara de maionese
- ½ xícara de creme de leite
- Sal e pimenta preta a gosto
- ¾ xícara de parmesão ralado
- Spray para cozinhar
- 8 fatias de mussarela
- 1 colher de chá de alho em pó

Instruções:

1. Unte uma assadeira, coloque os peitos de frango e cubra cada pedaço com 2 fatias de mussarela.
2. Em uma tigela, misture o parmesão com sal, pimenta, maionese, alho em pó e creme de leite e mexa bem.

3. Espalhe isso sobre o frango, introduza o prato no forno a 375 graus F e asse por 1 hora.
4. Divida entre os pratos e sirva.

Apreciar!

Nutrição: calorias 240, gordura 4, fibra 3, carboidratos 6, proteína 20

Caçarola de frango diferente

Você deve realmente fazer isso hoje à noite!

Tempo de preparo: 10 minutos
Tempo de cozimento: 45 minutos
Porções: 4

Ingredientes:

- 3 xícaras de queijo cheddar ralado
- 10 onças de floretes de brócolis
- 3 peitos de frango, sem pele, sem osso, cozidos e em cubos
- 1 xícara de maionese
- 1 colher de sopa de óleo de coco, derretido
- 1/3 xícara de caldo de galinha
- Sal e pimenta preta a gosto
- Suco de 1 limão

Instruções:

1. Unte uma assadeira com óleo e disponha os pedaços de frango no fundo.
2. Espalhe os buquês de brócolis e depois metade do queijo.

3. Em uma tigela, misture a maionese com o caldo, sal, pimenta e suco de limão.
4. Despeje sobre o frango, polvilhe o restante do queijo, cubra o prato com papel alumínio e asse no forno a 350 graus F por 30 minutos
5. Retire o papel alumínio e asse por mais 20 minutos.
6. Servir quente.

Apreciar!

Nutrição:calorias 250, gordura 5, fibra 4, carboidratos 6, proteína 25

Sopa de frango cremoso

O sabor é tão incrível!

Tempo de preparo: 10 minutos
Tempo de cozimento: 20 minutos
Porções: 4

Ingredientes:

- 3 colheres de ghee
- 4 onças de queijo creme
- 2 xícaras de carne de frango cozida e desfiada
- 1/3 xícara de molho vermelho
- 4 xícaras de caldo de galinha
- Sal e pimenta preta a gosto
- ½ xícara de creme de leite
- ¼ xícara de aipo, picado

Instruções:

1. No liquidificador, misture o caldo com molho vermelho, cream cheese, ghee, sal, pimenta e creme de leite e pulse bem.
2. Transfira para uma panela, aqueça em fogo médio e adicione o aipo e o frango.

3. Mexa, cozinhe por alguns minutos, divida em tigelas e sirva.

Apreciar!

Nutrição: calorias 400, gordura 23, fibra 5, carboidratos 5, proteína 30

Crepes de frango incríveis

Estes são ainda melhores do que você pode imaginar!

Tempo de preparo: 10 minutos
Tempo de cozimento: 30 minutos
Porções: 8

Ingredientes:
- 6 ovos
- 6 onças de queijo creme
- 1 colher de chá de eritritol
- 1 e ½ colheres de sopa de farinha de coco
- 1/3 xícara de parmesão ralado
- Uma pitada de goma xantana
- Spray para cozinhar

Para o recheio:
- 8 onças de espinafre
- 8 onças de cogumelos, fatiados
- 8 onças de frango assado, desfiado
- 8 onças de mistura de queijo
- 2 onças de queijo creme
- 1 dente de alho, picado

- 1 cebola amarela pequena, picada

Líquidos:

- 2 colheres de vinagre de vinho tinto
- 2 colheres de ghee
- ½ xícara de creme de leite
- 1 colher de chá de molho inglês
- ¼ xícara de caldo de galinha
- Uma pitada de noz-moscada
- Salsa picada
- Sal e pimenta preta a gosto

Instruções:

1. Em uma tigela, misture 6 onças de cream cheese com ovos, parmesão, eritritol, xantana e farinha de coco e mexa muito bem até obter uma massa de crepes.
2. Aqueça uma panela em fogo médio, borrife um pouco de óleo de cozinha, despeje algumas das massas, espalhe bem na panela, cozinhe por 2 minutos, vire e cozinhe por mais 30 segundos.
3. Repita com o restante da massa e coloque todos os crepes em um prato.
4. Aqueça uma panela com 2 colheres de sopa de ghee em fogo médio, adicione a cebola, mexa e cozinhe por 2 minutos.
5. Adicione o alho, mexa e cozinhe por mais 1 minuto.
6. Adicione os cogumelos, mexa e cozinhe por 2 minutos.
7. Adicione frango, espinafre, sal, pimenta, caldo, vinagre, noz-moscada, molho inglês, creme de leite, 2 onças de cream cheese e 6 onças de mistura de queijo, mexa tudo e cozinhe por mais 7 minutos.
8. Recheie cada crepe com esta mistura, enrole-os e arrume-os todos em uma assadeira.
9. Cubra com 2 onças de mistura de queijo, introduza no frango pré-aquecido por alguns minutos.

10. Divida os crepes nos pratos, cubra com salsa picada e sirva.

Apreciar!

Nutrição: calorias 360, gordura 32, fibra 2, carboidratos 7, proteína 20

Prato de frango inacreditável

É tão gostoso! Nós adoramos este prato e você também!

Tempo de preparo: 10 minutos
Tempo de cozimento: 50 minutos
Porções: 4

Ingredientes:

- 3 quilos de peito de frango
- 2 onças de queijo muenster, em cubos
- 2 onças de queijo creme
- 4 onças de queijo cheddar, em cubos
- 2 onças de queijo provolone, em cubos
- 1 abobrinha, ralada
- Sal e pimenta preta a gosto
- 1 colher de chá de alho, picado
- ½ xícara de bacon, cozido e desintegrado

Instruções:

1. Tempere a abobrinha com sal e pimenta, deixe de lado alguns minutos, esprema bem e transfira para uma tigela.

2. Adicione o bacon, alho, mais sal e pimenta, cream cheese, queijo cheddar, queijo muenster e queijo provolone e mexa.
3. Corte os peitos de frango, tempere com sal e pimenta e recheie com a mistura de abobrinha e queijo.
4. Coloque em uma assadeira forrada, introduza no forno a 400 graus F e asse por 45 minutos.
5. Divida entre os pratos e sirva.

Apreciar!

Nutrição: calorias 455, gordura 20, fibra 0, carboidratos 2, proteína 57

Delicioso frango empanado

Em breve, você acabará recomendando este incrível prato de ceto para todos!

Tempo de preparo: 10 minutos
Tempo de cozimento: 35 minutos
Porções: 4

Ingredientes:

- 4 fatias de bacon, cozidas e desintegradas
- 4 peitos de frango sem pele e sem osso
- 1 colher de água
- ½ xícara de óleo de abacate
- 1 ovo, batido
- Sal e pimenta preta a gosto
- 1 xícara de queijo asiago, ralado
- ¼ colher de chá de alho em pó
- 1 xícara de queijo parmesão ralado

Instruções:

1. Em uma tigela, misture o queijo parmesão com o alho, sal e pimenta e mexa.

2. Coloque o ovo batido em outra tigela e misture com a água.
3. Tempere o frango com sal e pimenta e mergulhe cada pedaço no ovo e depois na mistura de queijo.
4. Aqueça uma frigideira com o azeite em fogo médio, acrescente os peitos de frango, frite até dourar dos dois lados e transfira para uma assadeira.
5. Introduzir no forno a 350 graus F e asse por 20 minutos.
6. Cubra o frango com bacon e queijo asiago, introduza no forno, ligue o frango e grelhe por alguns minutos.
7. Servir quente.

Apreciar!

Nutrição:calorias 400, gordura 22, fibra 1, carboidratos 1, proteína 47

Frango Queijo

Seus amigos vão pedir mais!

Tempo de preparo: 10 minutos
Tempo de cozimento: 30 minutos
Porções: 4

Ingredientes:

- 1 abobrinha, picada
- Sal e pimenta preta a gosto
- 1 colher de chá de alho em pó
- 1 colher de óleo de abacate
- 2 peitos de frango, sem pele e sem osso e fatiados
- 1 tomate, picado
- ½ colher de chá de orégano, seco
- ½ colher de chá de manjericão, seco
- ½ xícara de queijo mussarela ralado

Instruções:

1. Tempere o frango com sal, pimenta e alho em pó.
2. Aqueça uma panela com o óleo em fogo médio, adicione as fatias de frango, doure de todos os lados e transfira-as para uma assadeira.

3. Aqueça a panela novamente em fogo médio, adicione a abobrinha, orégano, tomate, manjericão, sal e pimenta, mexa, cozinhe por 2 minutos e despeje sobre o frango.
4. Introduzir no forno a 325 graus F e asse por 20 minutos.
5. Espalhe a mussarela sobre o frango, introduza novamente no forno e asse por mais 5 minutos.
6. Divida entre os pratos e sirva.

Apreciar!

Nutrição: calorias 235, gordura 4, fibra 1, carboidratos 2, proteína 35

Galinha laranja

A combinação é absolutamente deliciosa!

Tempo de preparo: 10 minutos
Tempo de cozimento: 15 minutos
Porções: 4

Ingredientes:
- 2 quilos de coxas de frango, sem pele, desossadas e cortadas em pedaços
- Sal e pimenta preta a gosto
- 3 colheres de óleo de coco
- ¼ xícara de farinha de coco

Para o molho:
- 2 colheres de sopa de molho de peixe
- 1 e ½ colheres de chá de extrato de laranja
- 1 colher de sopa de gengibre, ralado
- ¼ xícara de suco de laranja
- 2 colheres de chá de estévia
- 1 colher de sopa de raspas de laranja
- ¼ colher de chá de sementes de gergelim
- 2 colheres de sopa de cebolinha, picada

- ½ colher de chá de coentro, moído
- 1 xícara de água
- ¼ colher de chá de flocos de pimenta vermelha
- 2 colheres de sopa de molho de soja sem glúten

Instruções:

1. Em uma tigela, misture a farinha de coco e sal e pimenta e mexa.
2. Adicione os pedaços de frango e misture bem.
3. Aqueça uma panela com o óleo em fogo médio, adicione o frango, frite até dourar dos dois lados e transfira para uma tigela.
4. No liquidificador, misture o suco de laranja com gengibre, molho de peixe, molho de soja, stevia, extrato de laranja, água e coentro e misture bem.
5. Despeje isso em uma panela e aqueça em fogo médio.
6. Adicione o frango, mexa e cozinhe por 2 minutos.
7. Adicione as sementes de gergelim, as raspas de laranja, a cebolinha e os flocos de pimenta, mexa e cozinhe por 2 minutos e retire do fogo.
8. Divida entre os pratos e sirva.

Apreciar!

Nutrição: calorias 423, gordura 20, fibra 5, carboidratos 6, proteína 45

Torta de frango

Essa torta é muito gostosa!

Tempo de preparo: 10 minutos
Tempo de cozimento: 45 minutos
Porções: 4
Ingredientes:

- ½ xícara de cebola amarela, picada
- 3 colheres de ghee
- ½ xícara de cenoura, picada
- 3 dentes de alho, picados
- Sal e pimenta preta a gosto
- ¾ xícara de creme de leite
- ½ xícara de caldo de galinha
- 12 onças de frango, em cubos
- 2 colheres de mostarda Dijon
- ¾ xícara de queijo cheddar, ralado

Para a massa:

- ¾ xícara de farinha de amêndoas
- 3 colheres de requeijão
- 1 e ½ xícara de queijo mussarela ralado
- 1 ovo

- 1 colher de chá de cebola em pó
- 1 colher de chá de alho em pó
- 1 colher de chá de tempero italiano
- Sal e pimenta preta a gosto

Instruções:

1. Aqueça uma panela com o ghee em fogo médio, adicione a cebola, a cenoura, o alho, o sal e a pimenta, mexa e cozinhe por 5 minutos.
2. Adicione o frango, mexa e cozinhe por mais 3 minutos.
3. Adicione o creme de leite, o caldo, o sal, a pimenta e a mostarda, mexa e cozinhe por mais 7 minutos.
4. Adicione o queijo cheddar, mexa bem, desligue o fogo e mantenha aquecido.
5. Enquanto isso, em uma tigela, misture a mussarela com o cream cheese, mexa e aqueça no micro-ondas por 1 minuto.
6. Adicione o alho em pó, tempero italiano, sal, pimenta, cebola em pó, farinha e ovo e mexa bem.
7. Sove a massa muito bem, divida em 4 pedaços e achate cada um em um círculo.
8. Divida a mistura de frango em 4 ramekins, cubra cada um com um círculo de massa, introduza no forno a 375 graus F por 25 minutos.
9. Sirva suas tortas de frango quentes.

Apreciar!

Nutrição: calorias 600, gordura 54, fibra 14, carboidratos 10, proteína 45

enrolado de frango e bacon

Os sabores vão hipnotizá-lo com certeza!

Tempo de preparo: 10 minutos
Tempo de cozimento: 35 minutos
Porções: 4

Ingredientes:
- 1 colher de cebolinha, picada
- 8 onças de queijo creme
- 2 quilos de peito de frango, sem pele e sem osso
- 12 fatias de bacon
- Sal e pimenta preta a gosto

Instruções:
1. Aqueça uma panela em fogo médio, adicione o bacon, cozinhe até a metade, transfira para papel toalha e escorra a gordura.
2. Em uma tigela, misture o cream cheese com sal, pimenta e cebolinha e mexa.
3. Use um amaciante de carne para achatar bem os peitos de frango, divida a mistura de cream cheese, enrole-os e enrole cada um em uma fatia de bacon cozida.

4. Arrume os peitos de frango em uma assadeira, introduza no forno a 375 graus F e asse por 30 minutos.
5. Divida entre os pratos e sirva.

Apreciar!

Nutrição: calorias 700, gordura 45, fibra 4, carboidratos 5, proteína 45

Asas de frango tão deliciosas

Você vai se apaixonar por este prato de ceto e vai fazer isso de novo e de novo!

Tempo de preparo: 10 minutos
Tempo de cozimento: 55 minutos
Porções: 4

Ingredientes:

- 3 quilos de asas de frango
- Sal e pimenta preta a gosto
- 3 colheres de sopa de aminos de coco
- 2 colheres de chá de vinagre branco
- 3 colheres de vinagre de arroz
- 3 colheres de estévia
- ¼ xícara de cebolinha, picada
- ½ colher de chá de goma xantana
- 5 pimentões secos, picados

Instruções:

1. Espalhe as asas de frango em uma assadeira forrada, tempere com sal e pimenta, introduza no forno a 375 graus F e asse por 45 minutos.

2. Enquanto isso, aqueça uma panela pequena em fogo médio, adicione vinagre branco, vinagre de arroz, coco aminos, estévia, goma xantana, cebolinha e pimenta, mexa bem, deixe ferver, cozinhe por 2 minutos e retire do fogo.
3. Mergulhe as asas de frango neste molho, arrume-as todas na assadeira novamente e asse por mais 10 minutos.
4. Sirva-os quentes.

Apreciar!

Nutrição: calorias 415, gordura 23, fibra 3, carboidratos 2, proteína 27

Frango ao molho cremoso

Confie em nós! Esta receita de ceto está aqui para impressioná-lo!

Tempo de preparo: 10 minutos
Tempo de cozimento: 1 hora e 10 minutos
Porções: 4

Ingredientes:

- 8 coxas de frango
- Sal e pimenta preta a gosto
- 1 cebola amarela, picada
- 1 colher de óleo de coco
- 4 tiras de bacon, picadas
- 4 dentes de alho, picados
- 10 onças de cogumelos cremini, cortados ao meio
- 2 xícaras de vinho branco chardonnay
- 1 xícara de creme de leite
- Um punhado de salsa, picada

Instruções:

1. Aqueça uma panela com o óleo em fogo médio, adicione o bacon, mexa, cozinhe até ficar crocante, desligue o fogo e transfira para papel toalha.

2. Aqueça a panela com a gordura do bacon em fogo médio, adicione os pedaços de frango, tempere com sal e pimenta, cozinhe até dourar e transfira também para papel toalha.
3. Aqueça a panela novamente em fogo médio, adicione as cebolas, mexa e cozinhe por 6 minutos.
4. Adicione o alho, mexa, cozinhe por 1 minuto e transfira ao lado dos pedaços de bacon.
5. Retorne a panela ao fogão e aqueça novamente em temperatura média.
6. Adicione os cogumelos, mexa e cozinhe-os por 5 minutos.
7. Retorne o frango, o bacon, o alho e a cebola para a panela.
8. Adicione o vinho, mexa, deixe ferver, reduza o fogo e cozinhe por 40 minutos.
9. Adicione a salsa e o creme de leite, mexa e cozinhe por mais 10 minutos.
10. Divida entre os pratos e sirva.

Apreciar!

Nutrição: calorias 340, gordura 10, fibra 7, carboidratos 4, proteína 24

Delicioso frango

É um prato de aves ceto delicioso e texturizado!

Tempo de preparo: 10 minutos
Tempo de cozimento: 1 hora
Porções: 4

Ingredientes:
- 6 peitos de frango sem pele e sem osso
- Sal e pimenta preta a gosto
- ¼ xícara de jalapenos, picados
- 5 fatias de bacon, picadas
- 8 onças de queijo creme
- ¼ xícara de cebola amarela, picada
- ½ xícara de maionese
- ½ xícara de parmesão ralado
- 1 xícara de queijo cheddar ralado

Para a cobertura:
- 2 onças de peles de porco, esmagadas
- 4 colheres de sopa de ghee derretido
- ½ xícara de parmesão

Instruções:

1. Arrume os peitos de frango em uma assadeira, tempere com sal e pimenta, introduza no forno a 425 graus F e asse por 40 minutos.
2. Enquanto isso, aqueça uma panela em fogo médio, adicione o bacon, mexa, cozinhe até ficar crocante e transfira para um prato.
3. Aqueça a panela novamente em fogo médio, adicione as cebolas, mexa e cozinhe por 4 minutos.
4. Desligue o fogo, adicione o bacon, jalapeno, cream cheese, maionese, queijo cheddar e ½ xícara de parmesão e mexa bem.
5. Espalhe isso sobre o frango.
6. Em uma tigela, misture a pele de porco com ghee e ½ xícara de parm e mexa.
7. Espalhe também sobre o frango, introduza no forno e asse por mais 15 minutos.
8. Servir quente.

Apreciar!

Nutrição: calorias 340, gordura 12, fibra 2, carboidratos 5, proteína 20

Saboroso molho de frango e creme de leite

Você precisa aprender a fazer este saboroso prato de ceto! É tão gostoso!

Tempo de preparo: 10 minutos
Tempo de cozimento: 40 minutos
Porções: 4

Ingredientes:

- 4 coxas de frango
- Sal e pimenta preta a gosto
- 1 colher de chá de cebola em pó
- ¼ xícara de creme de leite
- 2 colheres de páprica doce

Instruções:

1. Em uma tigela, misture a páprica com sal, pimenta e cebola em pó e mexa.
2. Tempere os pedaços de frango com esta mistura de páprica, arrume-os em uma assadeira forrada e asse no forno a 400 graus F por 40 minutos.
3. Divida o frango nos pratos e deixe de lado por enquanto.

4. Despeje os sucos da panela em uma tigela e adicione o creme de leite.
5. Mexa muito bem este molho e regue sobre o frango. Apreciar!

Nutrição: calorias 384, gordura 31, fibra 2, carboidratos 1, proteína 33

Strogonoff de frango saboroso

Você já ouviu falar sobre esta receita de ceto? Parece que é incrível!

Tempo de preparo: 10 minutos
Tempo de cozimento: 4 horas e 10 minutos
Porções: 4

Ingredientes:

- 2 dentes de alho, picados
- 8 onças de cogumelos, picados grosseiramente
- ¼ colher de chá de sementes de aipo, moídas
- 1 xícara de caldo de galinha
- 1 xícara de leite de coco
- 1 cebola amarela, picada
- 1 quilo de peito de frango, cortado em pedaços médios
- 1 e ½ colheres de chá de tomilho, seco
- 2 colheres de salsa, picada
- Sal e pimenta preta à prova
- 4 abobrinhas cortadas com espiralizador

Instruções:

1. Coloque o frango em seu fogão lento.

2. Adicione sal, pimenta, cebola, alho, cogumelos, leite de coco, sementes de aipo, caldo, metade da salsa e tomilho.
3. Mexa, tampe e cozinhe em fogo alto por 4 horas.
4. Destampe a panela, acrescente mais sal e pimenta se necessário e o restante da salsinha e mexa.
5. Aqueça uma panela com água em fogo médio, adicione um pouco de sal, deixe ferver, adicione a massa de abobrinha, cozinhe por 1 minuto e escorra.
6. Divida nos pratos, adicione a mistura de frango por cima e sirva.

Apreciar!

Nutrição: calorias 364, gordura 22, fibra 2, carboidratos 4, proteína 24

Gumbo de frango saboroso

Oh. Você vai adorar isso!

Tempo de preparo: 10 minutos
Tempo de cozimento: 7 horas
Porções: 5

Ingredientes:
- 2 salsichas, fatiadas
- 3 peitos de frango, em cubos
- 2 colheres de sopa de orégano, seco
- 2 pimentões, picados
- 1 cebola amarela pequena, picada
- 28 onças de tomates enlatados, picados
- 3 colheres de sopa de tomilho, seco
- 2 colheres de alho em pó
- 2 colheres de sopa de mostarda em pó
- 1 colher de chá de pimenta caiena
- 1 colheres de sopa de pimenta em pó
- Sal e pimenta preta a gosto
- 6 colheres de sopa de tempero crioulo

Instruções:

1. Em seu fogão lento, misture as salsichas com pedaços de frango, sal, pimenta, pimentão, orégano, cebola, tomilho, alho em pó, mostarda em pó, tomate, pimenta caiena, pimenta e tempero crioulo.
2. Cubra e cozinhe em Low por 7 horas.
3. Abra a panela novamente, mexa o gumbo e divida em tigelas.
4. Servir quente.

Apreciar!

Nutrição: calorias 360, gordura 23, fibra 2, carboidratos 6, proteína 23

Coxas de frango macias

Você vai ver do que estamos falando!

Tempo de preparo: 10 minutos
Tempo de cozimento: 45 minutos
Porções: 4

Ingredientes:

- 3 colheres de ghee
- 8 onças de cogumelos, fatiados
- 2 colheres de sopa de queijo gruyère ralado
- Sal e pimenta preta a gosto
- 2 dentes de alho, picados
- 6 coxas de frango com pele e osso

Instruções:

1. Aqueça uma panela com 1 colher de sopa de ghee em fogo médio, adicione as coxas de frango, tempere com sal e pimenta, cozinhe por 3 minutos de cada lado e arrume-as em uma assadeira.
2. Aqueça a panela novamente com o restante do ghee em fogo médio, adicione o alho, mexa e cozinhe por 1 minuto.

3. Adicione os cogumelos e mexa bem.
4. Adicione sal e pimenta, mexa e cozinhe por 10 minutos.
5. Colher estes sobre o frango, polvilhe queijo, introduza no forno a 350 graus F e asse por 30 minutos.
6. Ligue o forno para grelhar e grelhe tudo por mais alguns minutos.
7. Divida entre os pratos e sirva.

Apreciar!

Nutrição: calorias 340, gordura 31, fibra 3, carboidratos 5, proteína 64

Saboroso frango em crosta

Isso é simplesmente perfeito!

Tempo de preparo: 10 minutos
Tempo de cozimento: 20 minutos
Porções: 4

Ingredientes:

- 1 ovo, batido
- Sal e pimenta preta a gosto
- 3 colheres de óleo de coco
- 1 e ½ xícaras de nozes pecan, picadas
- 4 peitos de frango
- Sal e pimenta preta a gosto

Instruções:

1. Coloque as nozes em uma tigela e o ovo batido em outra.
2. Tempere o frango, mergulhe no ovo e depois nas nozes.
3. Aqueça uma panela com o azeite em fogo médio, adicione o frango e frite até dourar dos dois lados.
4. Transfira os pedaços de frango para uma assadeira, introduza no forno e asse a 350 graus F por 10 minutos.
5. Divida entre os pratos e sirva.

Apreciar!

Nutrição:calorias 320, gordura 12, fibra 4, carboidratos 1, proteína 30

Assado de frango com calabresa

É impossível não apreciar este ótimo prato de ceto!

Tempo de preparo: 10 minutos
Tempo de cozimento: 55 minutos
Porções: 6

Ingredientes:

- 14 onças de molho de pizza com baixo teor de carboidratos
- 1 colher de óleo de coco
- 4 peitos de frango médios, sem pele e sem osso
- Sal e pimenta preta a gosto
- 1 colher de chá de orégano, seco
- 6 onças de mussarela, fatiada
- 1 colher de chá de alho em pó
- 2 onças de pepperoni, fatiado

Instruções:

1. Coloque o molho de pizza em uma panela pequena, deixe ferver em fogo médio, cozinhe por 20 minutos e retire do fogo.

2. Em uma tigela, misture o frango com sal, pimenta, alho em pó e orégano e mexa.
3. Aqueça uma panela com o óleo de coco em fogo médio, adicione os pedaços de frango, cozinhe por 2 minutos de cada lado e transfira-os para uma assadeira.
4. Adicione as fatias de mussarela por cima, espalhe o molho, cubra com fatias de pepperoni, introduza no forno a 400 graus F e asse por 30 minutos.
5. Divida entre os pratos e sirva.

Apreciar!

Nutrição: calorias 320, gordura 10, fibra 6, carboidratos 3, proteína 27

Frango frito

É um prato muito simples que você vai gostar!

Tempo de preparo: 24 horas
Tempo de cozimento: 20 minutos
Porções: 4

Ingredientes:

- 3 peitos de frango cortados em tiras
- 4 onças de torresmo de porco, esmagado
- 2 xícaras de óleo de coco
- 16 onças de suco de picles em jarra
- 2 ovos, batidos

Instruções:

1. Em uma tigela, misture os pedaços de peito de frango com o suco de picles, mexa, tampe e mantenha na geladeira por 24 horas.
2. Coloque os ovos em uma tigela e as torresmos em outra.
3. Mergulhe os pedaços de frango no ovo e depois nas argolas e cubra bem.

4. Aqueça uma panela com o óleo em fogo médio alto, adicione os pedaços de frango, frite-os por 3 minutos de cada lado, transfira-os para papel toalha e escorra a gordura.
5. Sirva com um molho ceto aioli ao lado.

Apreciar!

Nutrição: calorias 260, gordura 5, fibra 1, carboidratos 2, proteína 20

Calzone de Frango

Este calzone especial é tão delicioso!

Tempo de preparo: 10 minutos
Tempo de cozimento: 1 hora
Porções: 12

Ingredientes:
- 2 ovos
- 1 massa de pizza ceto
- ½ xícara de parmesão ralado
- 1 libra de peitos de frango, sem pele, sem osso e cada um cortado ao meio
- ½ xícara de molho ceto marinara
- 1 colher de chá de tempero italiano
- 1 colher de chá de cebola em pó
- 1 colher de chá de alho em pó
- Sal e pimenta preta a gosto
- ¼ xícara de linhaça, moída
- 8 onças de queijo provolone

Instruções:

1. Em uma tigela, misture o tempero italiano com cebola em pó, alho em pó, sal, pimenta, linhaça e parmesão e mexa bem.
2. Em outra tigela, misture os ovos com uma pitada de sal e pimenta e bata bem.
3. Mergulhe os pedaços de frango nos ovos e depois na mistura de temperos, coloque todos os pedaços em uma assadeira forrada e asse no forno a 350 graus F por 30 minutos.
4. Coloque a massa de massa de pizza em uma assadeira forrada e espalhe metade do queijo provolone na metade
5. Retire o frango do forno, pique e espalhe sobre o queijo provolone.
6. Adicione o molho marinara e depois o restante do queijo.
7. Cubra tudo isso com a outra metade da massa e modele seu calzone.
8. Sele suas bordas, introduza no forno a 350 graus F e asse por mais 20 minutos.
9. Deixe o calzone esfriar antes de cortar e servir.

Apreciar!

Nutrição: calorias 340, gordura 8, fibra 2, carboidratos 6, proteína 20

Sopa de galinha mexicana

É muito simples fazer uma saborosa sopa de galinha keto! Tente este!

Tempo de preparo: 10 minutos
Tempo de cozimento: 4 horas
Porções: 6

Ingredientes:

- 1 e ½ quilo de coxa de frango, sem pele, desossada e em cubos
- 15 onças de caldo de galinha
- 15 onças de salsa grossa enlatada
- Jack Monterey de 8 onças

Instruções:

1. Em seu fogão lento, misture o frango com o caldo, a salsa e o queijo, mexa, tampe e cozinhe em fogo alto por 4 horas.
2. Destampe a panela, mexa a sopa, divida em tigelas e sirva.

Apreciar!

Nutrição: calorias 400, gordura 22, fibra 3, carboidratos 6, proteína 38

Frango Frito Simples

É uma receita amigável ao ceto que você realmente deve experimentar em breve!

Tempo de preparo: 10 minutos
Tempo de cozimento: 12 minutos
Porções: 2

Ingredientes:

- 2 coxas de frango, sem pele e sem osso cortadas em tiras finas
- 1 colher de óleo de gergelim
- 1 colher de chá de flocos de pimenta vermelha
- 1 colher de chá de cebola em pó
- 1 colher de sopa de gengibre, ralado
- ¼ xícara de molho de tamari
- ½ colher de chá de alho em pó
- ½ xícara de água
- 1 colher de estévia
- ½ colher de chá de goma xantana
- ½ xícara de cebolinha, picada
- 2 xícaras de floretes de brócolis

Instruções:
1. Aqueça uma panela com o óleo em fogo médio, adicione o frango e o gengibre, mexa e cozinhe por 3 minutos.
2. Adicione a água, o molho de tamari, a cebola em pó, o alho em pó, a estévia, os flocos de pimenta e a goma xantana, mexa e cozinhe por 5 minutos.
3. Adicione o brócolis e a cebolinha, mexa, cozinhe por mais 2 minutos e divida entre os pratos.
4. Servir quente.

Apreciar!

Nutrição: calorias 210, gordura 10, fibra 3, carboidratos 5, proteína 20

Frango com espinafre e alcachofra

A combinação é realmente excepcional!

Tempo de preparo: 10 minutos
Tempo de cozimento: 50 minutos
Porções: 4

Ingredientes:

- 4 onças de queijo creme
- 4 peitos de frango
- 10 onças de corações de alcachofra enlatados, picados
- 10 onças de espinafre
- ½ xícara de parmesão ralado
- 1 colher de sopa de cebola seca
- 1 colher de sopa de alho, seco
- Sal e pimenta preta a gosto
- 4 onças de mussarela, ralada

Instruções:

1. Coloque os peitos de frango em uma assadeira forrada, tempere com sal e pimenta, introduza no forno a 400 graus F e asse por 30 minutos.

2. Em uma tigela, misture as alcachofras com a cebola, o cream cheese, o parmesão, o espinafre, o alho, o sal e a pimenta e mexa.
3. Retire o frango do forno, corte cada pedaço ao meio, divida a mistura de alcachofras, polvilhe a mussarela, introduza no forno a 400 graus F e asse por mais 15 minutos.
4. Servir quente.

Apreciar!

Nutrição: calorias 450, gordura 23, fibra 1, carboidratos 3, proteína 39

Carne de Frango

Esta é uma receita especial de ceto que queremos compartilhar com você!

Tempo de preparo: 10 minutos
Tempo de cozimento: 40 minutos
Porções: 8

Ingredientes:
- 1 xícara de molho ceto marinara
- 2 quilos de carne de frango, moída
- 2 colheres de salsa, picada
- 4 dentes de alho, picados
- 2 colheres de chá de cebola em pó
- 2 colheres de chá de tempero italiano
- Sal e pimenta preta a gosto

Para o recheio:
- ½ xícara de ricota
- 1 xícara de parmesão, ralado
- 1 xícara de mussarela, ralada
- 2 colheres de chá de cebolinha, picada
- 2 colheres de salsa, picada

- 1 dente de alho, picado

Instruções:

1. Em uma tigela, misture o frango com metade do molho marinara, sal, pimenta, tempero italiano, 4 dentes de alho, cebola em pó e 2 colheres de salsa e mexa bem.
2. Em outra tigela, misture a ricota com metade do parmesão, metade da mussarela, cebolinha, 1 dente de alho, sal, pimenta e 2 colheres de salsinha e mexa bem.
3. Coloque metade da mistura de frango em uma assadeira e espalhe uniformemente.
4. Adicione o recheio de queijo e espalhe também.
5. Cubra com o restante da carne e espalhe novamente.
6. Introduza o bolo de carne no forno a 400 graus F e asse por 20 minutos.
7. Retire o bolo de carne do forno, espalhe o restante do molho marinara, o restante do parmesão e a mussarela e leve ao forno por mais 20 minutos.
8. Deixe o bolo de carne esfriar, fatie, divida entre os pratos e sirva.

Apreciar!

Nutrição: calorias 273, gordura 14, fibra 1, carboidratos 4, proteína 28

Delicioso frango inteiro

Cozinhe este prato keto para uma ocasião especial!

Tempo de preparo: 10 minutos
Tempo de cozimento: 40 minutos
Porções: 12

Ingredientes:

- 1 frango inteiro
- ½ colher de chá de cebola em pó
- ½ colher de chá de alho em pó
- Sal e pimenta preta a gosto
- 2 colheres de óleo de coco
- 1 colher de chá de tempero italiano
- 1 e ½ xícaras de caldo de galinha
- 2 colheres de chá de guar guar

Instruções:

1. Esfregue o frango com metade do azeite, alho em pó, sal, pimenta, tempero italiano e cebola em pó.
2. Coloque o restante do óleo em uma panela instantânea e adicione o frango à panela.

3. Adicione o caldo, tampe a panela e cozinhe em fogo alto por 40 minutos.
4. Transfira o frango para uma travessa e deixe de lado por enquanto.
5. Coloque a panela instantânea no modo Sauté, adicione guar guar, mexa e cozinhe até engrossar.
6. Despeje o molho sobre o frango e sirva.

Apreciar!

Nutrição: calorias 450, gordura 30, fibra 1, carboidratos 1, proteína 34

Molho de Frango e Cebolinha

Conte a todos os seus amigos sobre este prato keto!

Tempo de preparo: 10 minutos
Tempo de cozimento: 27 minutos
Porções: 4

Ingredientes:

- 2 colheres de ghee
- 1 cebolinha verde, picada
- 4 metades de peito de frango, sem pele e sem osso
- Sal e pimenta preta a gosto
- 8 onças creme de leite

Instruções:

1. Aqueça uma panela com o ghee em fogo médio alto, adicione os pedaços de frango, tempere com sal e pimenta, tampe, reduza o fogo e cozinhe por 10 minutos.
2. Destampe a panela, vire os pedaços de frango e cozinhe-os tampados por mais 10 minutos.
3. Adicione a cebolinha verde, mexa e cozinhe por mais 2 minutos.

4. Desligue o fogo, acrescente mais sal e pimenta se necessário, acrescente o creme de leite, mexa bem, tampe a panela e deixe descansar por 5 minutos.
5. Mexa novamente, divida entre os pratos e sirva.

Apreciar!

Nutrição: calorias 200, gordura 7, fibra 2, carboidratos 1, proteína 8

Cogumelos recheados com frango

É uma receita simples que você vai gostar com certeza!

Tempo de preparo: 10 minutos
Tempo de cozimento: 10 minutos
Porções: 6

Ingredientes:

- 16 onças tampas de cogumelos de botão
- 4 onças de queijo creme
- ¼ xícara de cenoura, picada
- 1 colher de chá de mistura de temperos ranch
- 4 colheres de sopa de molho picante
- ¾ xícara de queijo azul, desintegrado
- ¼ xícara de cebola roxa, picada
- ½ xícara de carne de frango, já cozida e picada
- Sal e pimenta preta a gosto
- Spray para cozinhar

Instruções:

1. Em uma tigela, misture o cream cheese com o blue cheese, o molho picante, o tempero ranch, o sal, a pimenta, o frango, a cenoura e a cebola roxa e mexa.

2. Recheie cada tampa de cogumelo com esta mistura, coloque-os todos em uma assadeira forrada, pulverize com spray de cozinha, introduza no forno a 425 graus F e asse por 10 minutos.
3. Divida entre os pratos e sirva-os.

Apreciar!

Nutrição: calorias 200, gordura 4, fibra 1, carboidratos 2, proteína 7

Abacate recheado com frango

Você terá que compartilhar isso com todos os seus amigos!

Tempo de preparo: 10 minutos
Tempo de cozimento: 0 minutos
Porções: 2

Ingredientes:

- 2 abacates cortados ao meio e sem caroço
- ¼ xícara de maionese
- 1 colher de chá de tomilho, seco
- 2 colheres de requeijão
- 1 e ½ xícaras de frango cozido e desfiado
- Sal e pimenta preta a gosto
- ¼ colher de chá de pimenta caiena
- ½ colher de chá de cebola em pó
- ½ colher de chá de alho em pó
- 1 colher de chá de páprica
- Sal e pimenta preta a gosto
- 2 colheres de suco de limão

Instruções:

1. Retire o interior de suas metades de abacate e coloque a polpa em uma tigela.
2. Deixe as xícaras de abacate de lado por enquanto.
3. Adicione o frango à polpa do abacate e mexa.
4. Adicione também maionese, tomilho, cream cheese, pimenta de Caiena, cebola, alho, páprica, sal, pimenta e suco de limão e mexa bem.
5. Recheie os abacates com a mistura de frango e sirva.

Apreciar!

Nutrição: calorias 230, gordura 40, fibra 11, carboidratos 5, proteína 24

Delicioso frango balsâmico

É um prato fácil que você pode fazer hoje!

Tempo de preparo: 10 minutos
Tempo de cozimento: 20 minutos
Porções: 4

Ingredientes:

- 3 colheres de óleo de coco
- 2 quilos de peito de frango, sem pele e sem osso
- 3 dentes de alho, picados
- Sal e pimenta preta a gosto
- 1 xícara de caldo de galinha
- 3 colheres de estévia
- ½ xícara de vinagre balsâmico
- 1 tomate, em fatias finas
- 6 fatias de mussarela
- Um pouco de manjericão picado para servir

Instruções:

- Aqueça uma panela com o óleo em fogo médio, adicione os pedaços de frango, tempere com sal e pimenta, cozinhe até dourar dos dois lados e reduza o fogo.

- Adicione o alho, o vinagre, o caldo e a estévia, mexa, aumente o fogo novamente e cozinhe por 10 minutos.
- Transfira os peitos de frango para uma assadeira forrada, arrume as fatias de mussarela por cima e cubra com manjericão.
- Grelhe no forno em fogo médio até que o queijo derreta e, em seguida, disponha as fatias de tomate sobre os pedaços de frango.
- Divida entre os pratos e sirva.

Apreciar!

Nutrição: calorias 240, gordura 12, fibra 1, carboidratos 4, proteína 27

Macarrão de frango

É uma ótima ideia para o jantar! Este prato ceto é excelente!

Tempo de preparo: 10 minutos

Tempo de cozimento: 30 minutos

Porções: 4

Ingredientes:

- 2 colheres de ghee
- 1 colher de chá de alho, picado
- 1 libra de costeletas de frango
- 1 colher de chá de tempero cajun
- ¼ xícara de cebolinha, picada
- ½ xícara de tomate, picado
- ½ xícara de caldo de galinha
- ¼ xícara de creme de leite
- ½ xícara de queijo cheddar ralado
- 1 onça de queijo creme
- ¼ xícara de coentro, picado
- Sal e pimenta preta a gosto

Para a massa:

- 4 onças de queijo creme
- 8 ovos
- Sal e pimenta preta a gosto

- Uma pitada de alho em pó

Instruções:

1. Aqueça uma panela com 1 colher de sopa de ghee em fogo médio, adicione as costeletas de frango, tempere com alguns dos temperos Cajun, cozinhe por 2 minutos de cada lado e transfira para um prato.
2. Aqueça a panela com o restante do ghee em fogo médio, adicione o alho, mexa e cozinhe por 2 minutos.
3. Adicione os tomates, mexa e cozinhe por mais 2 minutos.
4. Adicione o caldo e o restante do tempero Cajun, mexa e cozinhe por 5 minutos.
5. Adicione o creme de leite, o queijo cheddar, 1 onça de cream cheese, sal, pimenta, cebolinha e coentro, mexa bem, cozinhe por mais 2 minutos e desligue o fogo.
6. Enquanto isso, no liquidificador, misture 4 onças de cream cheese com ovos, sal, pimenta e alho em pó e pulse bem.
7. Despeje isso em uma assadeira forrada, deixe de lado por 5 minutos e depois asse no forno a 325 graus F por 10 minutos.
8. Deixe a folha de massa esfriar, transfira para uma tábua de corte, enrole e corte em fatias médias.
9. Divida a massa nos pratos, cubra com a mistura de frango e sirva.

Apreciar!

Nutrição: calorias 345, gordura 34, fibra 4, carboidratos 4, proteína 39

Frango Grelhado Amendoim

É uma receita tailandesa de ceto que vale a pena tentar!

Tempo de preparo: 10 minutos
Tempo de cozimento: 20 minutos
Porções: 8

Ingredientes:

- 2 e ½ quilos de coxas e sobrecoxas de frango
- 1 colher de sopa de aminos de coco
- 1 colher de sopa de vinagre de maçã
- Uma pitada de flocos de pimenta vermelha
- Sal e pimenta preta a gosto
- ½ colher de chá de gengibre, moído
- 1/3 xícara de manteiga de amendoim
- 1 dente de alho, picado
- ½ xícara de água morna

Instruções:

- No liquidificador misture a manteiga de amendoim com água, aminoácidos, sal, pimenta, pimenta em flocos, gengibre, alho e vinagre e misture bem.

- Seque os pedaços de frango, arrume-os em uma panela e despeje a marinada de manteiga de amendoim por cima.
- Mexa para cobrir e leve à geladeira por 1 hora.
- Coloque os pedaços de frango com a pele para baixo na grelha pré-aquecida em fogo médio alto, cozinhe por 10 minutos, vire, pincele com algumas das marinadas e cozinhe por mais 10 minutos.
- Divida entre os pratos e sirva.

Apreciar!

Nutrição: calorias 375, gordura 12, fibra 1, carboidratos 3, proteína 42

Ensopado de Frango Simples

É tão fácil fazer um delicioso e simples ensopado de frango keto!

Tempo de preparo: 10 minutos
Tempo de cozimento: 2 horas
Porções: 4

Ingredientes:

- 2 cenouras, picadas
- 2 talos de aipo, picados
- 2 xícaras de caldo de galinha
- 1 cebola pequena, picada
- 28 onças de coxas de frango, sem pele, desossadas e cortadas em pedaços médios
- 3 dentes de alho, picados
- ½ colher de chá de alecrim, seco
- 1 xícara de espinafre
- ½ colher de chá de orégano, seco
- ¼ colher de chá de tomilho, seco
- ½ xícara de creme de leite
- Sal e pimenta preta a gosto
- Uma pitada de goma xantana

Instruções:

- Em seu fogão lento, misture o frango com caldo, aipo, cenoura, cebola, alho, alecrim, tomilho, orégano, um pouco de sal e pimenta, mexa, tampe e cozinhe em fogo alto por 2 horas.
- Adicione mais sal e pimenta a gosto, espinafre e creme de leite e mexa.
- Adicione a goma xantana, mexa e cozinhe por mais 10 minutos.
- Divida em taças e sirva.

Apreciar!

Nutrição: calorias 224, gordura 11, fibra 4, carboidratos 6, proteína 23

Ensopado de frango e legumes

Por que você não tenta algo especial para variar? Este ensopado de ceto cremoso é divino!

Tempo de preparo: 10 minutos
Tempo de cozimento: 30 minutos
Porções: 6

Ingredientes:
- 2 xícaras de creme de leite
- 40 onças de pedaços de frango assado, desossado, sem pele e desfiado
- 3 colheres de ghee
- ½ xícara de cebola amarela, picada
- ¾ xícara de pimentão vermelho, picado
- 29 onças de caldo de galinha enlatado
- Sal e pimenta preta a gosto
- 1 folha de louro
- 8 onças de cogumelos, picados
- 1 xícara de feijão verde
- 17 onças de aspargos, aparados
- 3 colheres de chá de tomilho, picado

Instruções:

1. Aqueça uma panela com o creme de leite em fogo médio, deixe ferver e cozinhe até reduzir para 7 minutos.
2. Enquanto isso, aqueça uma panela com o ghee em fogo médio, adicione a cebola e os pimentões, mexa e cozinhe por 3 minutos.
3. Adicione o caldo, a folha de louro, um pouco de sal e pimenta, deixe ferver e cozinhe por 10 minutos.
4. Adicione os aspargos, feijão verde e cogumelos, mexa e cozinhe por 7 minutos.
5. Adicione os pedaços de frango, mexa e cozinhe por mais 3 minutos.
6. Adicione o creme de leite, o tomilho, o sal e a pimenta a gosto, mexa, descarte a folha de louro, divida o ensopado em tigelas e sirva.

Apreciar!

Nutrição: calorias 500, gordura 27, fibra 3, carboidratos 4, proteína 47

Sopa de Acelga

Isso é muito saudável e rico!

Tempo de preparo: 10 minutos
Tempo de cozimento: 35 minutos
Porções: 12

Ingredientes:

- 4 xícaras de acelga suíça, picada
- 4 xícaras de peito de frango cozido e desfiado
- 2 xícaras de água
- 1 xícara de cogumelos, fatiados
- 1 colher de sopa de alho, picado
- 1 colher de sopa de óleo de coco, derretido
- ¼ xícara de cebola, picada
- 8 xícaras de caldo de galinha
- 2 xícaras de abobrinha amarela, picada
- 1 xícara de feijão verde, cortado em pedaços médios
- 2 colheres de vinagre
- ¼ xícara de manjericão, picado
- Sal e pimenta preta a gosto
- 4 fatias de bacon, picadas
- ¼ xícara de tomate seco, picado

Instruções:
1. Aqueça uma panela com o azeite em fogo médio, adicione o bacon, mexa e cozinhe por 2 minutos. Adicione o tomate, o alho, a cebola e os cogumelos, mexa e cozinhe por 5 minutos.
2. Adicione a água, o caldo e o frango, mexa e cozinhe por 15 minutos.
3. Adicione a acelga, feijão verde, abóbora, sal e pimenta, mexa e cozinhe por mais 10 minutos.
4. Adicione vinagre, manjericão, mais sal e pimenta, se necessário, mexa, coloque em tigelas de sopa e sirva.

Apreciar!

Nutrição: calorias 140, gordura 4, fibra 2, carboidratos 4, proteína 18

Sopa especial de acelga

É tão incrível!

Tempo de preparo: 10 minutos
Tempo de cozimento: 2 horas e 10 minutos
Porções: 4

Ingredientes:
- 1 cebola roxa, picada
- 1 maço de acelga suíça, picada
- 1 abobrinha amarela, picada
- 1 abobrinha, picada
- 1 pimentão verde, picado
- Sal e pimenta preta a gosto
- 6 cenouras, picadas
- 4 xícaras de tomates picados
- 1 xícara de floretes de couve-flor, picados
- 1 xícara de feijão verde, picado
- 6 xícaras de caldo de galinha
- 7 onças de pasta de tomate enlatada
- 2 xícaras de água
- 1 libra de salsicha, picada

- 2 dentes de alho, picados
- 2 colheres de chá de tomilho, picado
- 1 colher de chá de alecrim, seco
- 1 colher de sopa de erva-doce, picada
- ½ colher de chá de flocos de pimenta vermelha
- Um pouco de parmesão ralado para servir

Instruções:

1. Aqueça uma panela em fogo médio, adicione a linguiça e o alho, mexa e cozinhe até dourar e transfira junto com seus sucos para o seu fogão lento.
2. Adicione a cebola, acelga, abóbora, pimentão, abobrinha, cenoura, tomate, couve-flor, feijão verde, pasta de tomate, caldo, água, tomilho, erva-doce, alecrim, flocos de pimenta, sal e pimenta, mexa, tampe e cozinhe em Alta para 2 horas.
3. Abra a panela, mexa a sopa, coloque em tigelas, polvilhe o parmesão por cima e sirva.

Apreciar!

Nutrição: calorias 150, gordura 8, fibra 2, carboidratos 4, proteína 9

Creme de Tomate Assado

Vai facilitar muito o seu dia!

Tempo de preparo: 10 minutos
Tempo de cozimento: 1 hora
Porções: 8

Ingredientes:

- 1 pimenta jalapeño, picada
- 4 dentes de alho, picados
- 2 quilos de tomates cereja, cortados ao meio
- 1 cebola amarela, cortada em gomos
- Sal e pimenta preta a gosto
- ¼ xícara de azeite
- ½ colher de chá de orégano, seco
- 4 xícaras de caldo de galinha
- ¼ xícara de manjericão, picado
- ½ xícara de parmesão ralado

Instruções:

1. Espalhe os tomates e a cebola em uma assadeira. Adicione o alho e a pimenta, tempere com sal, pimenta e orégano e regue o azeite.

2. Atire para revestir e asse no forno a 425 graus F por 30 minutos.
3. Retire a mistura de tomates do forno, transfira para uma panela, adicione o caldo e aqueça tudo em fogo médio-alto.
4. Deixe ferver, tampe a panela, reduza o fogo e cozinhe por 20 minutos.
5. Misture usando um liquidificador de imersão, adicione sal e pimenta a gosto e manjericão, mexa e coloque em tigelas de sopa.
6. Polvilhe parmesão por cima e sirva.

Apreciar!

Nutrição: calorias 140, gordura 2, fibra 2, carboidratos 5, proteína 8

Sopa de berinjela

Isso é exatamente o que você precisava hoje!

Tempo de preparo: 10 minutos
Tempo de cozimento: 50 minutos
Porções: 4

Ingredientes:

- 4 tomates
- 1 colher de chá de alho, picado
- ¼ cebola amarela, picada
- Sal e pimenta preta a gosto
- 2 xícaras de caldo de galinha
- 1 folha de louro
- ½ xícara de creme de leite
- 2 colheres de manjericão, picado
- 4 colheres de sopa de parmesão ralado
- 1 colher de azeite
- 1 berinjela, picada

Instruções:

1. Espalhe os pedaços de berinjela em uma assadeira, misture com óleo, cebola, alho, sal e pimenta, introduza no forno a 400 graus F e asse por 15 minutos.
2. Coloque água em uma panela, leve para ferver em fogo médio, adicione os tomates, cozinhe-os no vapor por 1 minuto, descasque-os e pique.
3. Retire a mistura de berinjela do forno e transfira para uma panela.
4. Adicione os tomates, o caldo, a folha de louro, o sal e a pimenta, mexa, deixe ferver e cozinhe por 30 minutos.
5. Adicione o creme de leite, manjericão e parmesão, mexa, coloque em tigelas de sopa e sirva.

Apreciar!

Nutrição: calorias 180, gordura 2, fibra 3, carboidratos 5, proteína 10

Ensopado de berinjela

Isso é perfeito para uma refeição em família!

Tempo de preparo: 10 minutos
Tempo de cozimento: 30 minutos
Porções: 4

Ingredientes:

- 1 cebola roxa, picada
- 2 dentes de alho, picados
- 1 maço de salsa, picada
- Sal e pimenta preta a gosto
- 1 colher de chá de orégano, seco
- 2 berinjelas cortadas em pedaços médios
- 2 colheres de azeite
- 2 colheres de alcaparras, picadas
- 1 punhado de azeitonas verdes, sem caroço e fatiadas
- 5 tomates, picados
- 3 colheres de vinagre de ervas

Instruções:

1. Aqueça uma panela com o azeite em fogo médio, adicione a berinjela, o orégano, o sal e a pimenta, mexa e cozinhe por 5 minutos.
2. Adicione o alho, a cebola e a salsa, mexa e cozinhe por 4 minutos.
3. Adicione alcaparras, azeitonas, vinagre e tomate, mexa e cozinhe por 15 minutos.
4. Adicione mais sal e pimenta, se necessário, mexa, divida em tigelas e sirva.

Apreciar!

Nutrição: calorias 200, gordura 13, fibra 3, carboidratos 5, proteína 7

Sopa de pimentão assado

Isso não é apenas muito delicioso! É ceto e saudável também!

Tempo de preparo: 10 minutos
Tempo de cozimento: 15 minutos
Porções: 6

Ingredientes:

- 12 onças de pimentão assado, picado
- 2 colheres de azeite
- 2 dentes de alho, picados
- 29 onças de caldo de galinha enlatado
- Sal e pimenta preta a gosto
- 7 onças de água
- 2/3 xícara de creme de leite
- 1 cebola amarela, picada
- ¼ xícara de parmesão ralado
- 2 talos de aipo, picados

Instruções:

1. Aqueça uma panela com o azeite em fogo médio, adicione a cebola, o alho, o aipo, um pouco de sal e pimenta, mexa e cozinhe por 8 minutos.

2. Adicione os pimentões, a água e o caldo, mexa, deixe ferver, tampe, reduza o fogo e cozinhe por 5 minutos.
3. Use um liquidificador de imersão para fazer o purê da sopa, em seguida, adicione mais sal, pimenta e creme de leite, mexa, deixe ferver e retire do fogo.
4. Despeje em tigelas, polvilhe parmesão e sirva.

Apreciar!

Nutrição:calorias 176, gordura 13, fibra 1, carboidratos 4, proteína 6

CPSIA information can be obtained
at www.ICGtesting.com
Printed in the USA
BVHW031601200722
642495BV00013B/599